急诊
消化影像与临床

主　　审　吴开春　郑敏文

主　　编　徐　健　董军强

副 主 编　李天云　吕秀花　杨洪兵　杨　剑

编　　者（按姓氏笔画排序）

王　晴　王志炜　任可可　杜希娜

李世森　余　静　张　瑞　张玉洁

张智翔　赵向乾　柳金强　唐永强

崔　博　逯慧珍

第四军医大学出版社·西安

图书在版编目（CIP）数据

急诊消化影像与临床／徐健，董军强主编. —西安：
第四军医大学出版社，2023. 11
ISBN 978－7－5662－0985－6

Ⅰ.①急… Ⅱ.①徐… ②董… Ⅲ.①急性病-消化
系统疾病-影像诊断 Ⅳ.①R570.4

中国国家版本馆 CIP 数据核字（2023）第 241172 号

JIZHEN XIAOHUA YINGXIANG YU LINCHUANG

急诊消化影像与临床

出版人：朱德强　　责任编辑：杨耀锦

出版发行：第四军医大学出版社
　　　　　地址：西安市长乐西路 169 号　邮编：710032
　　　　　电话：029－84776765　　　传真：029－84776764
　　　　　网址：https://www.fmmu.edu.cn/press/

制版：西安聚创图文设计有限责任公司
印刷：陕西中财印务有限公司
版次：2023 年 11 月第 1 版　　2023 年 11 月第 1 次印刷
开本：787×1092　1/16　　印张：12.5　　字数：200 千字
书号：ISBN 978－7－5662－0985－6
定价：38.00 元

序 Foreword

消化科急诊需要处理与消化相关的急危重症。该类疾病的特点是发病急、进展快，有时病情复杂多变，如不能在第一时间做出准确诊断，则无法及时治疗，会严重影响患者健康甚至危及其生命。正确的诊断和及时的治疗与患者的预后密切相关，故要求诊治医生具备丰富的临床知识和实践经验。

近年来随着影像技术的进步，尤其是消化系统 CT 扫描技术和诊断水平的提高，影像检查在消化系统急诊病症处理中发挥着越来越重要的作用，而且随着院内 MDT（多学科会诊）的推广，影像科医生在消化系统疾病的诊治中也逐步承担起越来越重要的角色。

《急诊消化影像与临床》一书凝结了影像科医生和消化科医生的心血，是空军军医大学西京医院 MDT 实践的成果之一。全书图文并茂，对具有代表性的消化系统疾病急诊病例的临床特征、影像诊断要点进行详细描述和细致分析，并总结经验教训，兼顾全面性和个体化，可为从事消化系统疾病诊治的临床和影像科医生提供诊治思路和帮助。

"好学近乎知，力行近乎仁"。本书编者在繁重的临床和科研工作之外进行了一次积极的实践。希望本书对读者有所助益，从而使编者与读者都能向"更好的自己"不断趋近。

吴开春

2023 年 8 月于西京医院

目 录 Contents

第一章

▶ 胃肠道穿孔

◦◦◦ **案例分析** ◦◦◦

病例一

【病例资料】

1. 现病史

患者杜××，男，19 岁，三年前无明显诱因出现上腹部疼痛，呈持续性，无明显放射痛，可忍受，疼痛主要在空腹或夜间时出现。常伴恶心，无呕吐。曾在当地医院按胃溃疡进行药物治疗（具体用药及药量不详）。之后上述症状反复发作，自行服药后缓解。半天前患者再次出现上腹部突发性疼痛并加重，口服药物无缓解，急诊收住我院治疗。

2. 既往史

2005 年曾在当地医院行右侧腹股沟斜疝高位结扎术。

3. 个人史

生于陕西米脂县，久居本地，无吸烟、饮酒史，未婚。

4. 家族史

父母健在，兄弟姐妹体健，否认家族性遗传病史。

5. 体格检查

（1）一般查体

体温：36.6℃，呼吸：20 次/分，脉搏：86 次/分，血压：120/80mmHg。发育正常，营养中等，表情自如，自主体位，神志清楚，查体合作，全身皮肤无黄染。

心率：86次/分。双下肢无水肿，余脊柱、四肢未见异常。病理反射阴性。

（2）专科查体

腹部平软，未见胃肠型及蠕动波，未见腹壁静脉曲张。腹部压痛阳性，伴反跳痛及肌紧张，以上腹部为主，墨菲（Murphy）征阴性。全腹未扪及包块，肝、脾肋下未及，肝、肾区无叩击痛，腹部移动性浊音阴性。听诊肠鸣音正常。

6. 实验室检查

（1）血常规

白细胞（WBC）：15.34×10^9/L，淋巴细胞百分比（N%）：77.7%，红细胞（RBC）：4.57×10^{12}/L，血红蛋白（Hb）：158g/L，血小板计数（PLT）：156×10^9/L。

（2）尿常规　镜检未见红细胞，隐血试验（-）。

（3）凝血

活化部分凝血活酶时间（APTT）：37.9s

凝血酶原时间（PT）：14.0s

纤维蛋白原含量（FIB）：3.06g/L

凝血酶时间（TT）：15.8s

D - 二聚体：710mg/L

PT国际标准化比值（INR）：1.08

（4）肝功、离子

谷丙转氨酶（ALT）：8U/L，谷草转氨酶（AST）：11U/L，总胆红素（TBIL）：42.3μmol/L，直接胆红素（DBIL）：6.5μmol/L，间接胆红素（IBIL）：41.8μmol/L；总蛋白（TP）：67.9g/L，白蛋白（ALB）：47.1g/L；钾：3.9mmol/L，钠：143.2mmol/L，氯：102.4mmol/L，总钙：2.1mmol/L，二氧化碳：26.8mmol/L。

（5）血清淀粉酶　51U/L。

（6）肝炎检测　阴性。

【初步诊断】

根据患者目前的病情，初步考虑空腔脏器穿孔、急性腹膜炎。

【影像检查及目的】

1. 胸部平片、立位腹部平片

了解是否有胃肠穿孔引起的膈下游离气体，排除胸部疾患。

2. 腹部增强 CT

明确有无腹腔积液，排除阑尾炎、胆囊炎。

【影像检查及分析】

1. 影像检查

（1）胸部平片（图1-1）、立位腹部平片（图1-2）

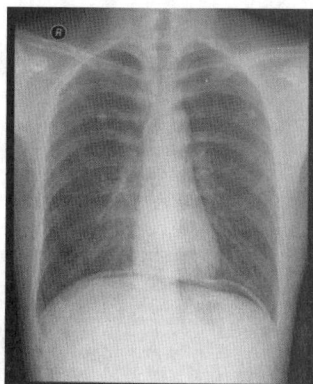

图1-1

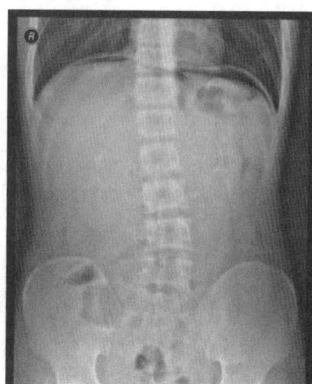

图1-2

（2）增强 CT（图1-3、1-4）

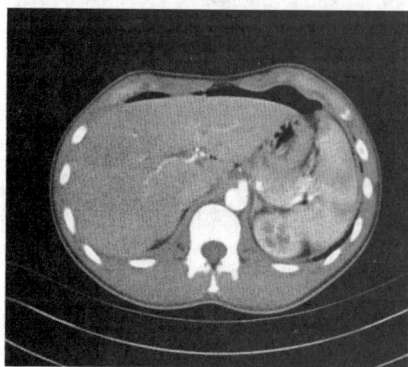

图1-3

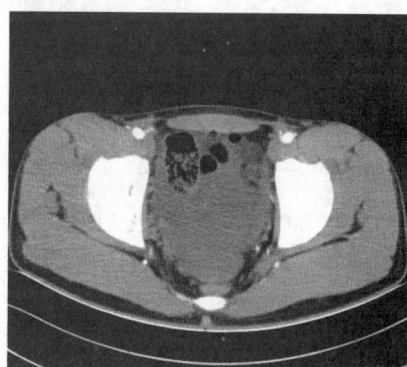

图1-4

2. 阅片

（1）胸部平片、立位腹部平片　双侧膈下见新月形游离气体影，双肾区造影剂残留。

（2）CT　肝脾周围见腹腔游离气体，盆腔有少量积液。

3. 影像诊断

空腔脏器穿孔；腹腔积液。

4.诊断依据

（1）间断性上腹部疼痛三年，加重半天。

（2）上腹部压痛阳性，伴反跳痛及肌紧张。

（3）急诊胸、腹部立位平片示心、肺、膈未见异常，双膈下游离气体，考虑空腔脏器穿孔。

5.鉴别诊断

（1）急性胆囊炎　腹部超声可明确诊断，可见胆囊结石、囊壁增厚、水肿等。

（2）急性阑尾炎　转移性右下腹疼痛，膈下无游离气体。CT及超声有助于诊断（图1-5、1-6）。

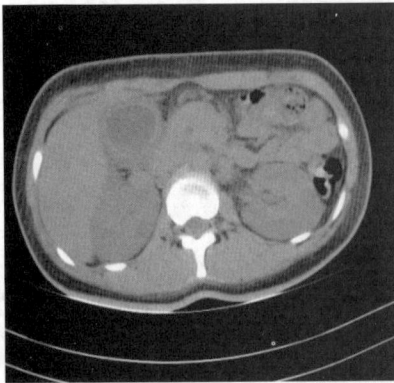
图1-5

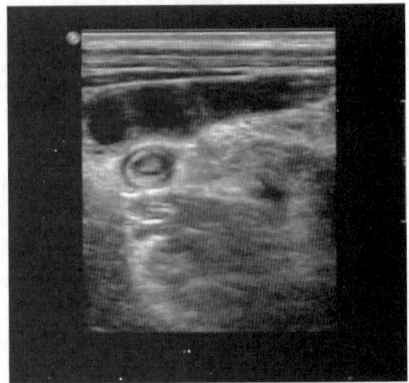
图1-6

（3）人工气腹　腹部手术后患者短期内膈下可见游离气体，如肾透析患者置管后（图1-7）或腹腔术后三天内（图1-8），不要误诊为胃肠道穿孔。

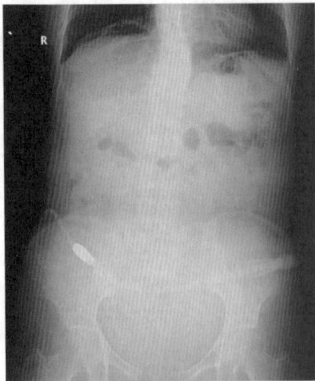
图1-7

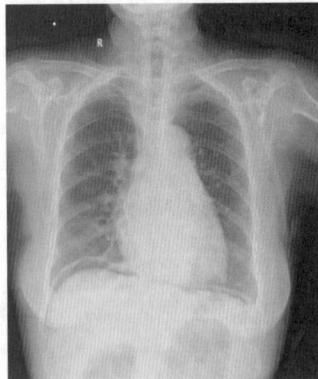
图1-8

（4）间位结肠或胃泡 结肠通常在肝脏下缘，结肠过长者可移至膈肌与肝脏之间，称为间位结肠（图1-9），有时不易与膈下游离气体鉴别。左侧胃泡（图1-10）有时不易与膈下游离气体区分。可通过变换体位，采取侧卧位水平投照的方式观察气体是位于胃肠道内还是胃肠道外。

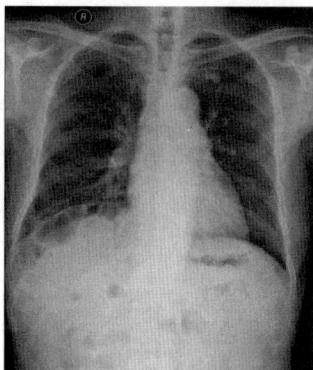

图1-9

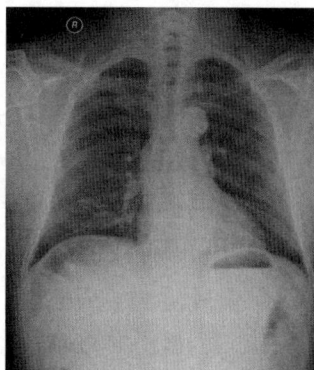

图1-10

【手术及病理】

手术探查：腹膜外脂肪水肿，打开腹膜，有气体逸出，腹腔内有黄色混浊腹水约50ml，未见食物残渣；胃窦部、前壁见直径约0.8cm的溃疡穿孔，周围瘢痕增生，直径约2.5cm。

病理（胃窦活检）：灰白小组织两块，体积0.4cm×0.3cm×0.2cm；光镜见活检物为肉芽组织增生伴淋巴细胞、浆细胞、中性粒细胞浸润，且伴有退变。与溃疡伴穿孔的病理改变相符合。

【最终诊断】

胃穿孔、急性弥漫性腹膜炎。

【经验总结】

1. 观察患者的临床表现及体征，有突发的持续性剧烈上腹疼痛，随后全腹压痛、反跳痛及肌紧张，应想到弥漫性腹膜炎的可能。

2. 注意通过立位腹平片观察膈下游离气体。无法诊断时应进一步行水溶性消化道造影，观察造影剂外漏情况，并明确穿孔部位、范围及程度。CT诊断优势明显。

3. 注意观察实验室指标，白细胞计数及中性粒细胞百分比可升高，而体温、意识等可正常。

病例二

【病例资料】

1. 现病史

患者曹××，男，45岁，半年前无明显诱因间断出现腹部胀痛不适，无发热、恶心、呕吐，按肠炎对症治疗，症状反复。1个月前腹部胀痛较前明显加重，伴低热、盗汗，与饮食无关，需服用止疼药止痛。在当地医院行超声检查，提示下腹部肠壁增厚，腹部CT平扫提示肠系膜上动脉周围淋巴结肿大，进一步行增强CT，提示回肠远段病变，考虑小肠淋巴瘤可能。

为明确诊断于2019年11月底入住西安交通大学第二附属医院消化内科行小肠镜检查并取病理活检。结果回报：内窥镜活检标本（回肠下部）恶性肿瘤，首先考虑淋巴瘤，建议做免疫组化检查以协助诊断。

免疫组化结果符合弥漫大B细胞淋巴瘤（分子分型倾向非生发中心型），结合上述检查明确诊断为弥漫大B细胞淋巴瘤（非生发中心型）。

昨日起患者出现高热，体温最高达38.5℃，腹部胀痛明显，小便解不出，于我院急诊科行留置导尿。今日患者腹痛进一步加重，急诊行CT提示：腹部肠管扩张，肝周膈下少许积气并腹膜炎，多考虑空腔脏器穿孔可能。腹腔及腹膜后、肠系膜区多发大小不等的淋巴结，可考虑淋巴瘤、膀胱导尿术后。双肺下叶背段少许渗出，心包少量积液。门诊以"急性腹膜炎；消化道穿孔；淋巴瘤"收住消化外科。起病以来，患者精神差，体力体重下降明显，体重下降10kg，大便正常。

2. 既往史

既往体健，否认肝炎、结核等传染病史，否认手术、外伤史，否认呼吸系统疾病史，无高血压、糖尿病、冠心病病史。无药物过敏史。预防接种史不详。

3. 个人史

生于陕西横山，已婚，久居本地，无冶游史，无疫情、疫水接触史，无吸烟、饮酒史。

4. 家族史

父母健在，兄弟姐妹体健，否认家族性遗传病史。

5. 体格检查

（1）一般查体

体温：38.5℃，呼吸：24次/分，脉搏：117次/分，血压：108/70mmHg。发育正常，营养中等，急性面容，表情痛苦，被动体位，神志清楚，查体合作。

全身皮肤黏膜未发现黄染，无皮疹、皮下出血、皮下结节、瘢痕，无肝掌、蜘蛛痣。全身浅表淋巴结未触及异常肿大。头颅无畸形，眼睑无水肿，睑结膜未见异常。巩膜未见黄染，瞳孔等大同圆，对光反射灵敏。外耳道无溢液，乳突区无压痛。鼻无畸形，通气畅，鼻翼无扇动，两侧鼻旁窦（副鼻窦）区无压痛。口唇无发绀，伸舌居中，齿龈未见异常，口腔黏膜未见异常，扁桃体未见肿大。颈软，对称，无抵抗。颈动脉搏动未及异常，颈静脉未见怒张。气管居中，甲状腺无肿大，无压痛、震颤、血管杂音。胸廓两侧对称，胸骨无压痛，呼吸动度双侧对称一致，语颤未触及异常，双肺叩诊清音，双肺呼吸音清晰，未闻及干、湿啰音，未闻及胸膜摩擦音。心前区无隆起，心尖搏动未见异常，叩诊心浊音界无扩大，心律齐，心率117次/分，各瓣膜听诊区未闻及病理性杂音，未闻及心包摩擦音。腹部情况详见专科查体。肛门、生殖器未查，脊柱无畸形，正常生理弯曲，四肢活动自如，双下肢无浮肿，无静脉曲张，未见杵状指。四肢肌力、肌张力未见异常，双侧肱二头肌、肱三头肌、膝、跟腱反射未见异常，双侧 Babinski 征阴性，Hoffmann 征阴性。

（2）专科查体

腹稍膨隆，未见腹壁静脉曲张，未见胃肠型及蠕动波。全腹压痛阳性，伴反跳痛，腹肌紧张。肝脏肋下未触及，脾脏肋下未触及，肝浊音界位于右侧锁骨中线第五肋间，Murphy 征阴性，肝脾区无叩击痛。腹部移动性浊音阴性，肠鸣音消失。直肠指诊未触及异常。

6. 实验室检查

（1）血常规

WBC：15.85×10^9/L，N%：95.6%，RBC：4.77×10^{12}/L，Hb：99g/L，PLT：324×10^9/L。

（2）尿常规　镜检未见红细胞，隐血试验（-）。

（3）凝血

活化部分凝血活酶时间（APTT）：30.2s

凝血酶原时间（PT）：13.9s

纤维蛋白原含量（FIB）：6.03g/L

凝血酶时间（TT）：15.1s

PT 国际标准化比值（INR）：1.21

（4）肝功、离子

谷丙转氨酶（ALT）：18U/L，谷草转氨酶（AST）：22U/L，总胆红素

（TBIL）：21.6μmol/L，直接胆红素（DBIL）：12.4μmol/L，间接胆红素（IBIL）：9.2μmol/L；总蛋白（TP）：66.9g/L，白蛋白（ALB）：33.4g/L；钠：130.6mmol/L，氯：94.9mmol/L，钾：4.47mmol/L，总钙：1.99mmol/L，二氧化碳：27.5mmol/L。

（5）肝炎检测　阴性。

（6）降钙素原组合

白细胞介素6（IL-6）：158.9pg/ml，降钙素原定量检测（PCT）：0.759ng/ml。

【初步诊断】

根据患者目前病情，初步考虑：

1. 消化道穿孔。

2. 急性腹膜炎。

3. 弥漫大B细胞淋巴瘤（非生发中心型）。

【影像检查及目的】

1. 立位腹部平片

明确膈下游离气体，了解是否有气液平面，排除泌尿系结石等。

2. 腹部平扫及增强CT

对于肠道肿瘤，明确病变部位与周围脏器关系，排除腹腔动脉夹层及动脉、静脉血栓或瘤栓。

【影像检查及分析】

1. 影像检查

（1）立位腹部平片（图1-11）

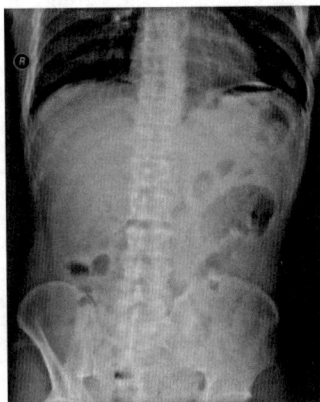

图1-11

（2）CT 平扫（图 1 - 12 ~ 1 - 14）

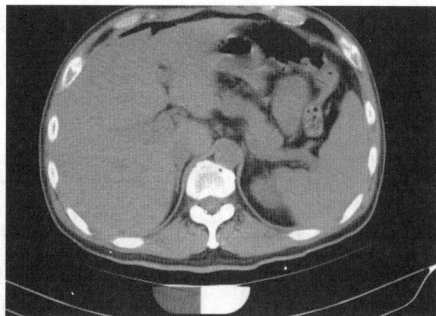

图 1 - 12

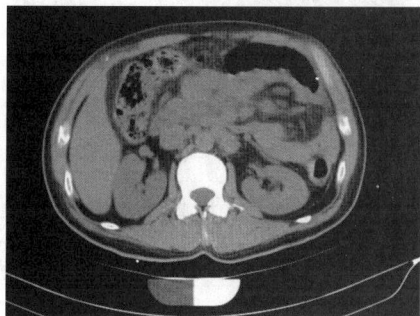

图 1 - 13

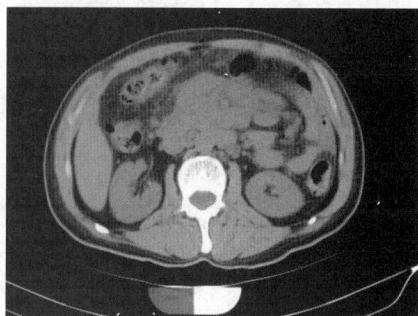

图 1 - 14

2. 阅片

（1）立位腹部平片　双侧膈下新月形游离气体，考虑空腔脏器穿孔。

（2）CT　膈下少许斑片状气体影；回肠远段肠壁增厚，腹腔、腹膜后及肠系膜区多发肿大淋巴结，较大者约 2.6cm × 3.0cm，腹部肠管扩张，腹盆腔少许渗出，腹膜显示混浊。

3. 影像诊断

小肠恶性肿瘤；空腔脏器穿孔；腹膜炎。

4. 诊断依据

（1）患者为中年男性，慢性腹痛突发加剧，确诊淋巴瘤。

（2）立位腹部平片示双侧膈下新月形游离气体；CT 示膈下少许斑片状气体影；回肠远段肠壁增厚，腹腔、腹膜后及肠系膜区多发肿大淋巴结，腹部肠管扩张，腹盆腔少许渗出，腹水显示混浊。

5. 鉴别诊断

（1）**结肠癌** 结肠癌多见于老年人，患者有长时间便秘或腹泻病史。CT 检查有助于鉴别，可明确肠管病变部位，表现为肠壁不规则增厚，肠腔狭窄，增强扫描不均匀明显强化（图 1－15、1－16）。

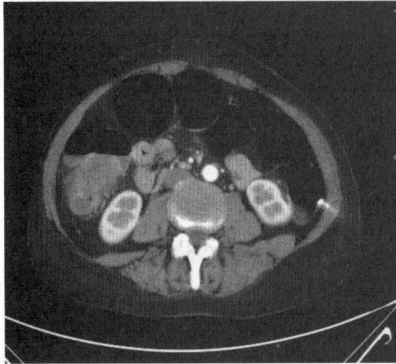

图 1－15

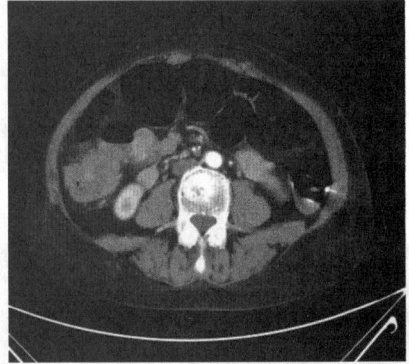

图 1－16

（2）**胃、十二指肠溃疡穿孔** 患者一般既往有慢性消化性溃疡病史，且呈季节性发作和规律性疼痛，腹膜刺激征也更为明显。临床资料对鉴别诊断有较大帮助。

（3）**肾及输尿管结石** 患者腹痛性质为突发绞痛，尿常规可见红细胞。腹部平片（图 1－17）及 CT（图 1－18、1－19）发现肾盂、肾盏及输尿管走行区可见高密度影，伴肾积水、输尿管扩张。

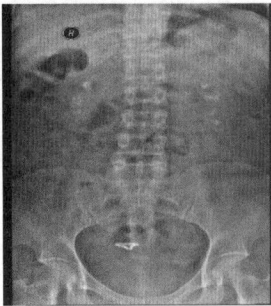

图 1－17

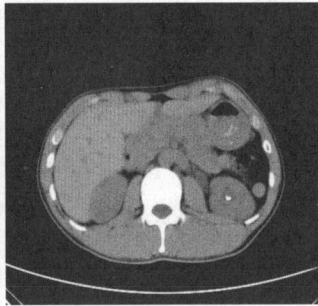

图 1－18

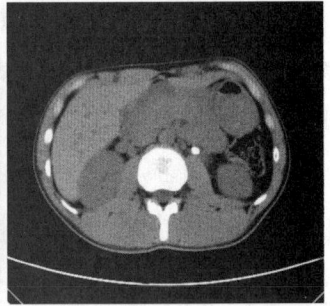

图 1－19

（4）**肠套叠** B 超可见典型同心圆征，CT 可见靶环征（图 1－20）或腊肠征（图1－21）。突发腹痛，呈持续性，发病时腹痛剧烈。

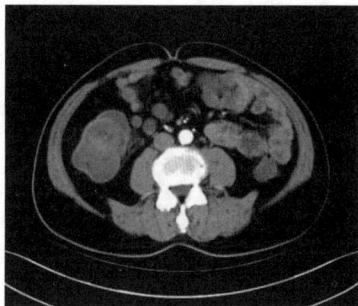 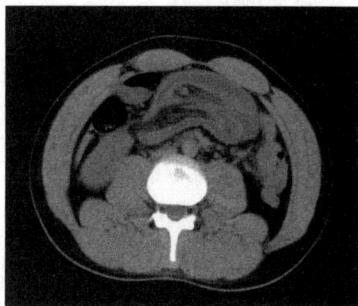

图 1 - 20　　　　　　　　　　　　图 1 - 21

【手术及病理】

手术探查：腹腔内有恶臭味气体逸出，腹盆腔见大量浑浊积液；全小肠呈麻痹性水肿、扩张，肠系膜、网膜与下腹肠管包裹粘连，松解粘连后可见肠内粪便样物质流出，局部脓苔形成；距回盲部约 20cm 回肠肿瘤破裂穿孔，破裂口大小约 4cm，呈灰白色坏疽样改变，可见肠内容物外漏；破裂穿孔肠管附近肠壁水肿明显，质地脆；另于小肠系膜根部见广泛弥漫的大小不等的淋巴瘤。术中诊断为：急性腹膜炎；消化道穿孔；淋巴瘤。

病理：恶性肿瘤（回肠下部），首先考虑淋巴瘤，建议做免疫组化检查协助诊断。免疫组化结果：BCL - 2 (-)，BCL - 6 (+ , 70%)，CD10 (-)，CD20 (+)，CD21 (-)，CD3 (-)，CD30 (-)，CD5 (-)，CD79a (-)，C - myc (+ , 50%)，MUM - 1 (+)，EBER 原位杂交 (-)，P53 （提示突交型表达），AE1/AE3 (-)，CD56 (-)，Ki - 67 增殖指数约 85%。免疫组化结果符合弥漫大 B 细胞淋巴瘤（分子分型倾向非生发中心型）。

【最终诊断】

1.消化道穿孔。

2.急性腹膜炎。

3.弥漫大 B 细胞淋巴瘤（非生发中心型）。

【经验总结】

1.消化道穿孔的诊断相对比较简单，临床医生一定要详细询问病史。对于有慢性溃疡、肿瘤病史的急性腹痛患者，一定要想到消化道穿孔的可能。

2.检查体征上无 Murphy 征阳性可排除胆囊炎，无右下腹压痛、反跳痛可排除阑尾炎。

3. 怀疑胃肠道穿孔时应以 X 线透视、腹部平片检查为主，CT 和超声则主要用于检查胃肠道穿孔后的并发症。

∘∘∘ 影像与临床整合分析 ∘∘∘

一、 临床与病理

胃肠道穿孔（gastro – intestinal perforation）常继发于溃疡、创伤和肿瘤等。胃及十二指肠溃疡是胃肠道穿孔最常见的原因。肿瘤穿孔是因肿瘤坏死，以及肿瘤引起的肠梗阻所致。创伤性穿孔多合并其他脏器损伤。胃及十二指肠溃疡穿孔多发生在前壁，穿孔直径一般为 0.5cm。穿孔时胃及十二指肠内的气体和内容物会流入腹腔，造成气腹和急性腹膜炎。慢性穿孔多发生在后壁，穿透前浆膜已与附近组织器官粘连，有时溃疡虽很深，但内容物不流入腹腔。由于小肠肠曲彼此紧靠，穿孔后纤维蛋白沉着、相互粘连，因而穿孔很快被封闭，小肠气体又很少，故小肠内容物流出很少，也很少造成气腹。结肠气体量较多，穿孔后肠内容物随大量气体流入腹腔，导致气腹和局限性或全腹腹膜炎。

胃肠道穿孔的临床表现是起病骤然，持续性上腹部剧痛，不久便延及全腹，可扪及腹肌紧张，有全腹压痛、反跳痛等腹膜刺激症状。

二、 影像学检查方法的比较与选择

首选 X 线检查，次选 CT、B 超。X 线用于观察膈下有无游离气体，X 线透视可以通过变换体位动态观察膈下游离气体。CT 用于观察腹腔积气、积液，另外可发现溃疡、肿瘤破孔，以及外伤腹部损伤情况。B 超用于检查腹腔实质性脏器及腹腔积液，可排除胆囊炎、阑尾炎等，有助于鉴别诊断。

三、 影像学表现

1. X 线

胃肠道穿孔穿入腹腔内时，X 线主要表现为气腹、腹液、腹脂线异常和麻痹性肠胀气等征象。

X 线腹部平片检查发现气腹是诊断胃肠道穿孔的重要征象，以膈下游离气体为典型表现。X 线检查应取立位或坐位，游离气体可出现在一侧或双侧膈下，表现为线条状、新月状或镰刀状的透亮影，边缘清楚，其上缘为膈肌；在右侧，透亮影的下缘为致密光滑的肝脏影。正常情况下腹膜腔内没有气体，一旦发现肠管外气体，结合临床常能诊断为胃肠道穿孔，但不能定位。

在 X 线检查中，分析游离气腹时应注意几种情况：①胃、十二指肠球部及结肠，正常时可以有气体，因此穿孔后大多都有游离气腹征象；②小肠及阑尾，正常时一般无气体，穿孔后很少有游离气腹征象；③胃后壁溃疡穿孔，胃内气体可进入小网膜囊，如网膜孔不通畅，气体则局限在网膜囊内，立位腹部平片于中腹显示气腔或气液腔，即网膜囊上隐窝充气，而气体并不进入大腹腔；④腹膜间位或腹膜后空腔器官向腹膜后间隙穿孔，气体进入肾旁前间隙，还可进入腹膜后其他间隙，出现腹膜后间隙充气征象，而腹腔内并无游离气体。因此，没有游离气腹征象并不能排除胃肠道穿孔。

胃肠道穿孔后，胃肠内容物进入腹腔引起化学性和细菌性腹膜炎，从而产生腹腔积液或气液征象，还可出现相邻腹脂线变模糊、肠曲反应性淤积、肠麻痹等征象。这些征象是继发性腹膜炎的表现，而原发性腹膜炎一般无气腹征象。

2. CT

胃肠道穿孔后，除了腹腔游离气体外，还常伴有胃肠内液体漏出，进而引起腹膜炎症，产生腹腔积液。CT 检查可确认是否存在积液以及积液的部位和量，特别是能显示少量积液。如横结肠系膜上方的腹腔积液最初位于 Morrison 囊即肝后下间隙内，在肝右叶后面与右肾之间，此处是横结肠系膜以上腹腔最低处，表现为围绕肝右叶后内缘的水样密度影。横结肠系膜下方的积液，早期位于盆腔的膀胱直肠陷凹或子宫直肠陷凹内，表现为边界清晰水样密度影，其后可延伸至结肠旁沟内。大量积液时，小肠漂浮，集中在前腹部，这时低密度脂肪性的肠系膜在周围腹水的衬托下可清楚显示。小网膜囊积液于胃体后壁与胰腺之间呈水样低密度影，大量积液时，脾胃韧带移位。

3. B 超

胃肠道穿孔后，B 超表现为腹腔内出现游离性气体，常伴有腹腔积液，尤其是局限性液体集聚。局部管壁增厚和局部压痛对穿孔部位的判断有帮助。

四、 诊断与鉴别诊断

1. 诊断

有溃疡、肿瘤病史，突发腹痛、板状腹；X 线见膈下游离气体，可随体位移动。

2. 鉴别诊断

（1）人工气腹　腹部手术后患者短期内膈下可见游离气体，如肾透析患者置管后或腹腔术后三天内，不要误诊为胃肠道穿孔。

（2）间位结肠　结肠通常在肝脏下缘，结肠过长者可移至膈肌与肝脏之间，称为间位结肠，有时不易与膈下游离气体鉴别。通过变换体位可鉴别。

（3）胃泡　左侧胃泡有时不易与膈下游离气体区分。可通过变换体位，采取侧卧位水平投照观察气体是位于胃肠道内还是胃肠道外的方式予以鉴别。

五、 治疗方法的比较与选择

胃肠道穿孔患者一般均需急诊手术治疗；对空腹穿孔、腹痛轻、腹膜炎局限者，可试行保守治疗。

六、 诊断要点

临床上常有胃、十二指肠溃疡病史，穿孔发生后，突发腹痛、板状腹。主要出现气腹、腹液、腹脂线异常以及麻痹性肠胀气等影像征象。X 线见膈下游离气体，可随体位移动。

七、 常见误诊原因及体会

常见误诊原因是接诊医师主观臆断、思路局限。患者出现腹痛，腹部立位 X 线片可见膈下游离气体，接诊医生常常认为是上消化道穿孔，而对不支持的症状与体征视而不见，而且询问病史含糊、不详细。

体会：进行妇科检查如询问年龄、结婚史、停经史及有无盆腔炎时一定要认真仔细，必要时可行相应的器官超声、CT 检查及直肠指诊；对老年患者，其症状、体征与我们初步诊断不相符时，应及时请相关科室会诊或行相应的辅助检查以明确诊断，排除消化道、子宫等空腔脏器恶性肿瘤所致的穿孔。

重点归纳

诊断胃肠道穿孔时，临床医生首先要详细询问病史，明确有无慢性溃疡史，有无腹部外伤史，有无腹部肿瘤史等。继而认真查体，明确患者腹部体征，判断有无胆囊炎、阑尾炎、肝炎等疾病相关体征。之后合理开具影像、化验检查申请单，通过腹部立位或半坐位、左侧卧位水平投照X线片，观察有无膈下游离气体；通过CT、B超明确有无腹膜炎引起的腹腔积液，明确破孔位置及原因；通过化验进一步验证腹膜炎诊断，排除肝炎、消化道出血等情况。

对于影像科医生而言，诊断该病主要在于观察膈下游离气体及明确腹膜炎。进行X线检查前尽量让患者先下床站立5分钟左右，以利于腹腔游离气体在膈下聚集。当患者不能站立，需要半坐位或左侧卧位水平投照时，在摆好体位后不要急于曝光，等待几分钟同样利于腹腔游离气体聚集。

总之，胃肠道穿孔是消化道急诊常见病，需要临床医生和影像科医生紧密配合，做到术前明确诊断。

第二章

▶ 胃、十二指肠溃疡

○○○ 案例分析 ○○○

病例一

【病例资料】

1. 现病史

患者毛××，女，67岁，1年前无明显诱因出现中上腹部疼痛，进食后加重，无腰背部放射痛。伴恶心、呕吐，呕吐物为胃内容物及胆汁，无呕血，并间断性出现黑便。伴有乏力、纳差、头晕等不适，无发热、腹泻。

2. 既往史

既往体健，否认肝炎、结核等传染病史，否认手术史。10年前腰背部外伤，后反复出现腰背部疼痛，目前间断服用布洛芬等药物治疗。有类风湿性关节炎病史10年。无高血压、糖尿病、冠心病病史，无药物过敏史。预防接种随当地进行。

3. 个人史

生于甘肃，久居本地，无吸烟、饮酒史，无冶游史，无疫情、疫水接触史。已婚，配偶、子女健在。月经史：初潮14岁，绝经57岁。

4. 家族史

父母已故，死因不明。1兄死于食管癌，2兄去世，死因不详。1妹体健。否认家族性遗传史。

5. 体格检查

（1）一般查体

体温：36.5℃，呼吸：18 次/分，脉搏：78 次/分，血压：111/60mmHg。患者神志清、精神差，食欲欠佳，消瘦、营养差，皮肤无黄染。睑结膜苍白。双下肢无明显水肿。

（2）专科查体

腹软，中上腹部压痛，无反跳痛。肝脾肋下未触及，未叩及明确包块。未见腹壁静脉曲张，未见胃肠型及蠕动波，腹肌无紧张，Murphy 征阴性，肝脾区无叩击痛。

6. 实验室检查

（1）血常规

WBC：$8.36 \times 10^9/L$，RBC：$3.06 \times 10^{12}/L$，Hb：65g/L，PLT：$218 \times 10^9/L$。

（2）尿常规　镜检未见红细胞，隐血试验（−）。

（3）尿 HCG　阴性。

（4）凝血

活化部分凝血活酶时间（APTT）：31.3s

凝血酶原时间（PT）：12.4s

纤维蛋白原含量（FIB）：3.2g/L

凝血酶时间（TT）：15.3s

PT 国际标准化比值（INR）：0.2

（5）肝肾功

ALT：28U/L，AST：26U/L，总胆红素（TBIL）：12.1μmol/L，直接胆红素（DBIL）：2.3μmol/L，间接胆红素（IBIL）：7.26μmol/L；总蛋白（TP）：75.2g/L，白蛋白（ALB）：36.1g/L；钠：138.4mmol/L，氯：87.6mmol/L，钾：4.8mmol/L，总钙：2.1mmol/L，二氧化碳：20.7mmol/L，余各项无明显异常。

（6）血清淀粉酶　55U/L。

（7）肝炎检测　阴性。

（8）肿瘤标志物　无异常。

【初步诊断】

根据患者目前病情，初步考虑：

1. 上消化道出血。

2. 消化道溃疡并出血。

3. 胃癌并出血。

【影像检查及目的】

1. X线

了解有无肠梗阻或胃肠道穿孔。

2. 消化道造影

钡餐造影是发现和诊断胃溃疡最常用和有效的方法，可以显示病变大小、形态及部位，对良恶性溃疡鉴别有很大帮助，并能进一步了解胃肠道动力功能。

3. 腹部平扫及增强 CT

除了了解胃溃疡的部位，还可用于判断有无胃肠道肿瘤，明确病变部位及性质、与周围脏器关系及肿瘤分期；排除腹部其他脏器病变，如胆结石、胰腺炎等。

4. 腹部及心脏超声

【影像检查及分析】

1. 影像检查

上消化道造影（图 2-1~2-4）

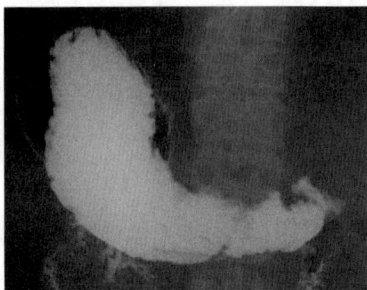
图 2-1

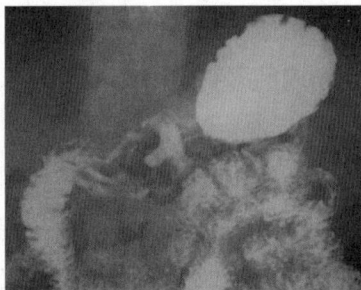
图 2-2

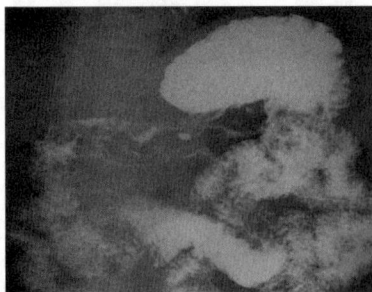
图 2-3

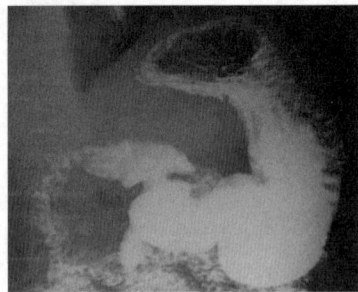
图 2-4

2. 阅片

上消化道造影：胃小弯胃窦部充盈欠佳，黏膜紊乱、破坏，窦壁不光整，多发龛影形成，龛影底部光整，胃壁柔软，幽门管通畅。

腹部彩超：肝胆胰脾、双肾图像未见异常。

心脏彩超：未见异常。

3. 影像诊断

胃窦部溃疡。

4. 诊断依据

（1）一年前中上腹部疼痛，进食后加重，伴恶心、呕吐，并间断性出现黑便，伴有乏力、头晕等不适。贫血，大便潜血阳性。

（2）消化道造影示胃窦部充盈欠佳，胃小弯侧黏膜紊乱，窦壁不光整，多发龛影形成，胃壁较柔软。

5. 鉴别诊断

（1）上消化道出血　上消化道出血属于临床常见危急重症，一旦患者失血较多，很可能引起休克甚至死亡。患者一般有呕血或黑便，病因复杂、多样。CTA（CT血管造影）及血管造影对精确定位上消化道出血的部位及查明病因有很大帮助。

（2）胃溃疡型癌并出血　胃癌多见于40岁以上的中老年人，早期一般无明显不适，晚期腹痛等症状进行性加重，无规律、无缓解，病情发展较快，病程短。胃溃疡多见于青壮年，腹痛呈周期性发作，每次疼痛可持续几天、几周甚至几个月，然后有一定时期缓解，之后又再发作，常迁延多年。钡餐造影及CT检查对鉴别有很大帮助。溃疡型癌的龛影不规则，多呈半月形，外缘平直，内缘不整齐而有多个尖角；龛影位于胃轮廓之内，底部凸凹不平，龛影外围绕以宽窄不等的透明带即环堤，环堤轮廓不规则，其中常见结节状或指压状充盈缺损，以上表现称之为半月综合征；环堤附近黏膜常中断或呈不规则杵状。CT显示胃壁僵硬、不规则增厚，增强明显强化，并且较正常胃壁强化时间延长。

（3）胃憩室　胃憩室可见于任何年龄，一般无明显临床症状，仅在钡餐或胃镜等检查时偶尔发现。有时并发憩室炎时可有临床相应症状。胃憩室好发于贲门后下壁，钡餐造影可见胃壁囊袋状影，突出于胃腔外，有狭颈，并见黏膜伸入其中（图2-5~2-8）。

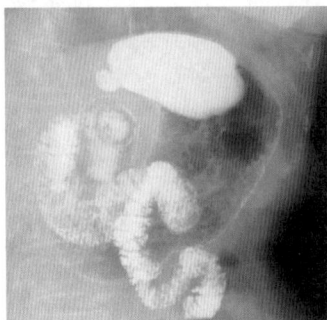

图 2-5

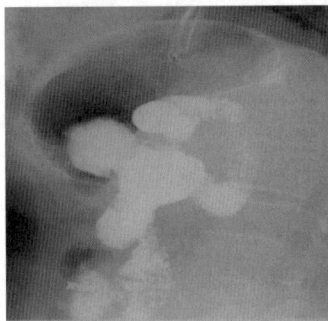

图 2-6

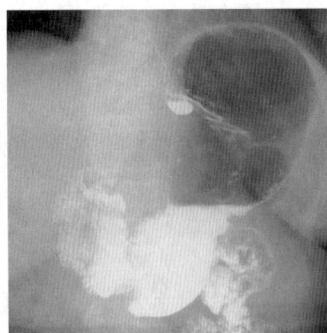

图 2-7

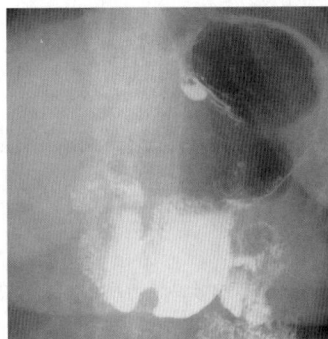

图 2-8

【病理】

胃窦部黏膜慢性炎性活动期伴溃疡形成，小凹上皮增生。

【最终诊断】

胃窦部溃疡。

【经验总结】

胃溃疡是常见的胃肠道疾患，以慢性单发者常见，少数病例有恶性倾向。溃疡常发生于胃体小弯和胃窦，是胃壁溃烂形成的缺损。临床上以长期的上腹部疼痛为主要表现，常具有反复性、周期性和节律性。多在饮食规律失调、过度疲劳、季节变化后发作。疼痛的性质可为钝痛、胀痛、刺痛或灼痛。还常有恶心、呕吐、嗳气、腹鸣腹泻和便秘等症状。此病例胃窦部充盈欠佳，黏膜紊乱、破坏，窦壁不光整，多发龛影形成，幽门管通畅，符合胃窦良性溃疡。经过电子胃镜和 CT 平扫及增强，可以准确定位、定性诊断，并且排除腹腔其他病变。

病例二

【病例资料】

1. 现病史

患者焦××，女，47岁，3年前无明显诱因出现上腹部胀痛不适，伴恶心，呈间断、反复发作，逐渐加重。2天前伴发热，未进食，收治我院治疗。

2. 既往史

既往体健，否认高血压、冠心病、糖尿病、心脑血管病史，否认肝炎、疟疾、结核等传染病史，否认呼吸、消化疾病史。无手术、外伤、输血史。无食物、药物过敏史。预防接种随当地进行。

3. 个人史

生于陕西，久居本地，无冶游史，无疫情、疫水接触史。无吸烟、饮酒史，已婚，配偶健在，育有1子。月经规律，无异常。

4. 家族史

父母健在，兄弟姐妹体健，否认家族性遗传病史。

5. 体格检查

（1）一般查体

体温：36.7℃，呼吸：22次/分，脉搏：72次/分，血压：95/60mmHg。神志欠清，发育正常，营养中等，慢性病容，皮肤无黄染。心率：80次/分，余心肺听诊无异常。双下肢无水肿，余脊柱、四肢未见异常。病理反射阴性。

（2）专科查体

腹平坦，未见胃肠形及蠕动波，腹壁静脉无曲张。腹壁柔软，剑突下压痛，全腹无反跳痛、腹肌无紧张，肝脾肋下未触及，Murphy征阴性。全腹未触及包块，腹部移动性浊音阴性。肠鸣音3~4次/分，直肠指诊检查未触及异常。

6. 实验室检查

（1）血常规

WBC：6.31×10^9/L，N%：63.4%，RBC：4.31×10^{12}/L，Hb：132g/L，PLT：213×10^9/L。

（2）尿常规　镜检未见红细胞，隐血试验（－）。

（3）肝肾功、离子

ALT：28U/L，AST：17U/L，总胆红素（TBIL）：6.8μmol/L，直接胆红素（DBIL）：3.9μmol/L，间接胆红素（IBIL）：8.4μmol/L；总蛋白（TP）：72g/L，白蛋白（ALB）：34.2g/L；钾：3.40mmol/L，纳：138.5mmol/L，氯：90mmol/L，余各项无明显异常。

（4）血清淀粉酶　55U/L。

（5）肝炎检测　阴性。

（6）肿瘤标志物　无异常。

【初步诊断】

根据患者目前病情，初步考虑：

1.十二指肠球部溃疡。

2.幽门梗阻。

【影像检查及目的】

1.X线

了解是否有胃肠道穿孔（膈下游离气体），及消化道梗阻。

2.上消化道造影

上消化道造影是发现和诊断上消化道病变最常用和有效的方法，可以显示病变大小、形态及部位，对良恶性溃疡鉴别有很大帮助，并能进一步了解胃肠道功能性改变。

3.腹部平扫及增强CT

判断有无肠梗阻、急性胰腺炎、急性腹膜炎、肿瘤或其他病变，明确病变部位及性质，及其与周围脏器的关系。

4.心脏及腹部超声

【影像检查及分析】

1.影像检查

（1）消化道造影（图2-9~2-11）

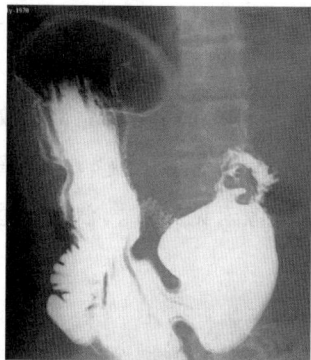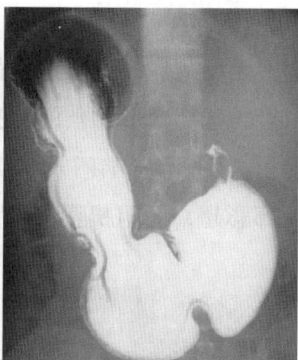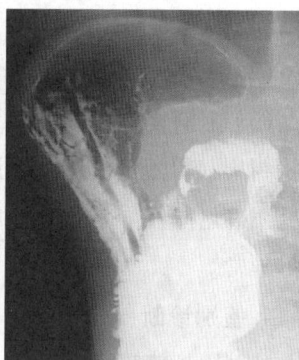

图2-9　　　　　　　　　　图2-10　　　　　　　　　　图2-11

（2）CT三维重建（图2-12~2-14）

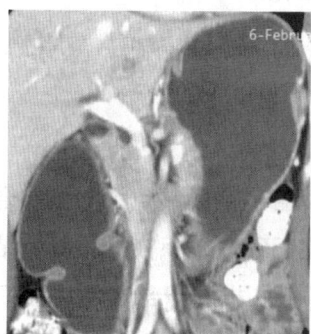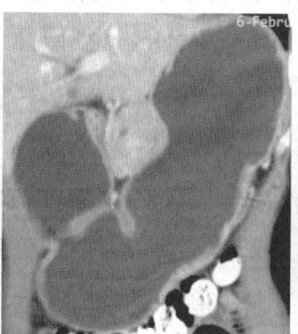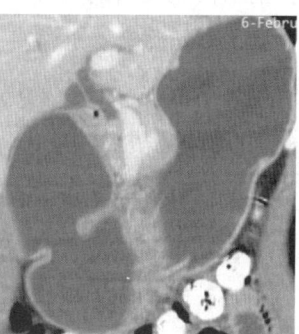

图2-12　　　　　　　　　　图2-13　　　　　　　　　　图2-14

2. 阅片

上消化道造影：十二指肠球部分叶状、花瓣状变形，缩小，黏膜紊乱、纠集，幽门管偏移、狭窄，钡剂通过受阻，胃排空延迟。透视下观察，当钡剂到达十二指肠时，很快通过而不停留，一旦充盈即可排空——球部激惹，胃液分泌增加、潴留。

腹部CT：胃幽门及十二指肠球部变形、狭窄，管壁未见明确增厚及异常强化，胃部扩张，周围未见肿大淋巴结。

腹部彩超：肝胆胰脾、双肾图像未见异常。

心脏彩超：未见异常。

3. 影像诊断

十二指肠球部溃疡，伴幽门梗阻。

4. 诊断依据

（1）3年前无明显诱因出现上腹部胀痛不适，伴恶心，呈间断、反复发作，逐渐加重。2天前伴发热。

（2）查体剑突下压痛，全腹无反跳痛，腹肌无紧张。

（3）上消化道造影示十二指肠球部变形，幽门管狭窄，球部黏膜紊乱、呈放射状纠集，胃液分泌增加、潴留。CT示胃幽门及十二指肠球变形、狭窄，管壁未见明确增厚及异常强化。腹部彩超，肝胆胰脾、双肾图像未见异常。心脏彩超未见异常。

4. 鉴别诊断

（1）急性胰腺炎　急性腹痛、发热，伴恶心呕吐，血尿淀粉酶增高。CT示胰腺体积弥漫性增粗、密度明显不均匀减低，胰腺边缘模糊，周围渗出明显，增强扫描示仅见残留的部分胰腺组织强化，坏死区域无强化。

（2）急性胆囊炎　右上腹压痛，Murphy征阳性。CT示胆囊壁增厚、模糊，多数可见结石影。

【手术及病理】

手术：患者在全麻下行胃远端切除术，胃－空肠吻合及空肠－空肠侧侧吻合术，于胃－空肠吻合口附近放置引流管。术中见腹腔无积气、积液，腹膜、结肠、小肠、肠系膜未见粘连，十二指肠变形、质韧，十二指肠球部狭窄、幽门梗阻。

病理：十二指肠球部黏膜慢性炎性黏液样溃疡形成。

【最终诊断】

十二指肠球部溃疡。

【经验总结】

1. 十二指肠溃疡，是指发生于十二指肠内的消化性溃疡，约占消化性溃疡的70%，多见于青壮年，很少癌变。十二指肠球部是十二指肠溃疡的好发部位。十二指肠溃疡发病与多种因素有关，主要与幽门螺杆菌感染、黏膜抗消化能力降低、胃液的消化作用等关系密切，也与神经、内分泌功能失调和遗传因素有关。

2. 此病例上消化道钡餐造影示，十二指肠球部分叶状、花瓣状变形，缩小，幽门管偏移、变形，钡剂通过受阻，胃排空延迟。腹部CT示胃幽门及十二指肠球变形、狭窄，管壁未见明确增厚及异常强化，胃部扩张，周围未见肿大淋巴结。再结合临床提供的信息，病变定位、定性准确，并且能排除腹腔其他病变。

3. 十二指肠溃疡并发幽门梗阻时，一般情况下都是先保证患者的电解质平衡，保证患者的营养供给。胃肠道的压力要减小，否则的话就会加重幽门梗阻的症状。患者症状比较严重时，还需要手术治疗。幽门梗阻和十二指肠溃疡属于症状比较严重的胃肠道疾病，尤其是幽门梗阻，若不及时治疗，会有生命危险。

病例三

【病例资料】

1. 现病史

患者陈××，男，55岁，7个月前无明显诱因出现左腹部隐痛，进食后缓解，偶有反酸，疼痛呈烧灼样，无明显规律性，1周前症状加重，收住我院治疗。

2. 既往史

20年前确诊抑郁症，自述治愈，长期口服艾司唑仑。无高血压、冠心病、糖尿病史，无肝炎、疟疾、结核等传染病史。无手术、外伤、输血史，无食物、药物过敏史。预防接种史不详。

3. 个人史

生于陕西，久居本地，无冶游史，无疫情、疫水接触史。吸烟15年，平均10支/日，已戒烟3周。已婚，配偶及子女健在。

4. 家族史

父亲因肝硬化去世，母亲健在。3弟、3姐体健，1兄因肝癌去世。否认家族性遗传病史。

5. 体格检查

（1）一般查体

体温：36.0℃，呼吸：20次/分，脉搏：78次/分，血压：100/60mmHg。发育正常，营养正常，神志清，自主体位，皮肤无黄染。全身浅表淋巴结无肿大。心率：78次/分，余心肺听诊无异常。双下肢无水肿，余脊柱、四肢未见异常。病理反射阴性。

（2）专科查体

腹平坦，腹部柔软，未见胃肠型及蠕动波，腹壁静脉无曲张，全腹无压痛及反跳痛，Murphy 征阴性。全腹未触及包块，腹部移动性浊音阴性。肠鸣音约 4 次/分。

6. 实验室检查

（1）血常规

WBC：4.48×10^9/L，N%：76.3%，RBC：5.20×10^{12}/L，Hb：156g/L，PLT：156×10^9/L。

（2）尿常规　镜检未见红细胞，隐血试验（−）。

（3）肝肾功、离子

ALT：109U/L，AST：135U/L，总胆红素（TBIL）：20.3μmol/L，直接胆红素（DBIL）：9.4μmol/L，间接胆红素（IBIL）：10.9μmol/L；总蛋白（TP）：46.9g/L，白蛋白（ALB）：28.4g/L；钾：4.08mmol/L，钠：141.1mmol/L，氯：107.1mmol/L，余各项无明显异常。

（4）血清淀粉酶　33U/L。

（5）肝炎检测　阴性。

（6）肿瘤标志物　无异常。

【初步诊断】

根据患者目前病情，初步考虑：

1. 胃溃疡。

2. 溃疡型胃癌。

【影像检查及目的】

1. 上消化道造影

明确胃肠道病变部位及性质，了解是否有消化道功能及形态学改变。

2. 腹部平扫及增强 CT

判断有无肿瘤或其他病变；明确病变部位及性质，与周围脏器关系，是否为血管源性病变；排除腹腔动脉夹层及动脉、静脉血栓等。

3. 心脏及腹部超声

【影像检查及分析】

1. 影像检查

（1）上消化道造影（图 2 − 15 ～ 2 − 17）

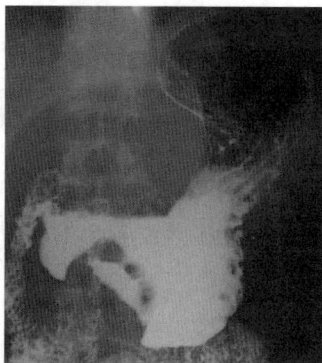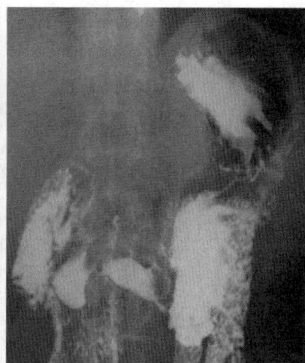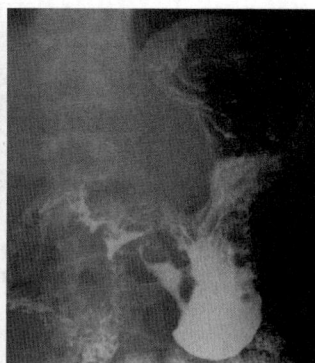

图 2-15   图 2-16   图 2-17

（2）CT 增强扫描（图 2-18~2-20）

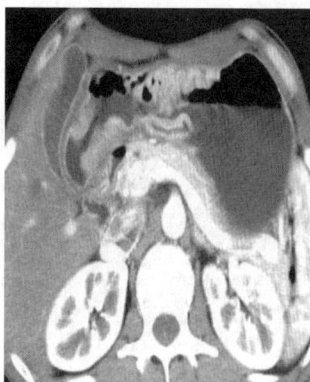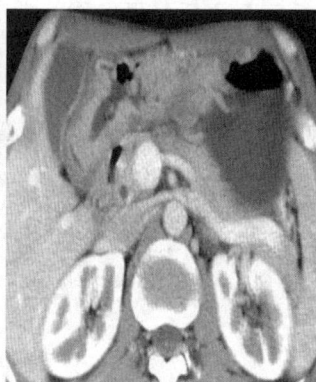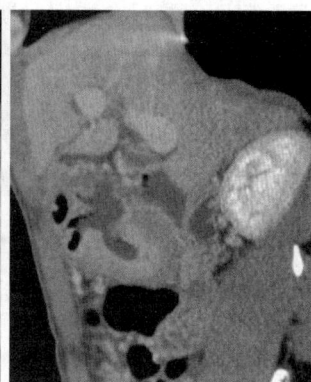

图 2-18   图 2-19   图 2-20

2. 阅片

上消化道造影：胃窦部大弯侧胃黏膜破坏，胃壁僵硬，见一巨大的腔内龛影，外缘平直，看见指压征、尖角征、环堤征，环堤附近黏膜中断或呈不规则杵状，溃疡底部凸凹不平，幽门管通畅。

CT：胃窦壁局限性不规则增厚，伴腔内溃疡，病灶明显异常强化，胃壁僵硬，周围未见肿大淋巴结。斜冠状位及矢状位重建可更清晰地显示病灶。

腹部彩超：肝胆胰脾、双肾图像未见异常。

心脏彩超：未见异常。

3. 影像诊断

胃窦部溃疡型癌。

4. 诊断依据

（1）中老年男性，左腹部隐痛时间较长，无明显规律性。

（2）上消化道钡餐造影示胃窦部大弯侧胃壁僵硬，见一巨大的腔内龛影，外缘平直，可看见指压征、尖角征、环堤征，黏膜破坏中断，幽门管通畅。CT示胃窦壁局限性不规则增厚，伴腔内溃疡，病灶异常强化，走行僵硬，周围未见肿大淋巴结。斜冠状位及矢状位重建可更清晰地显示病灶。

5. 鉴别诊断

胃、十二指肠溃疡　既往有慢性消化性溃疡病史，且呈季节性发作和规律性疼痛。胃溃疡多见于青壮年，腹痛呈周期性发作，每次疼痛可持续几天、几周甚至几个月，然后有一定时期缓解，之后又再发作，常迁延多年。

【手术及病理】

手术探查：患者在全麻下行远端胃大部切除＋残胃－十二指肠吻合＋周围及腹膜后淋巴结清扫术。腹膜腔内约200ml清亮腹水，壁腹膜、盆腔、肝表面未触及转移灶。胃窦远端可见约5cm×4cm×4cm质硬肿瘤，侵及浆膜外与网膜，胰腺被膜粘连，胃周多发肿大淋巴结，胃窦变形、胃腔狭窄，胃内潴留液增多。

病理：溃疡型低分化腺癌，侵犯浆膜层。

【最终诊断】

胃窦部溃疡型胃癌。

【经验总结】

胃癌是胃黏膜上皮起源的恶性肿瘤，好发年龄在50岁以上。胃癌可发生于胃的任何部位，其中半数以上发生于胃窦部。绝大多数胃癌属于腺癌，早期无明显症状，常与胃炎、胃溃疡等慢性胃病症状相似，易被忽略。胃癌的预后与胃癌的病理分期、部位、组织类型、生物学行为以及治疗措施有关。此例患者上消化道钡餐造影示胃窦部大弯侧巨大的腔内龛影，CT示胃窦壁局限性不规则增厚，伴腔内溃疡，病灶异常强化，与胃窦部溃疡型胃癌表现相符合。

◦◦◦ 影像与临床整合分析 ◦◦◦

一、 胃、 十二指肠溃疡诊断思路

1. 明确有无溃疡及溃疡位置

消化性溃疡临床主要表现为持续性钝痛、隐痛、胀痛、烧灼样痛、饥饿痛等。消化性溃疡的疼痛与进餐有一定关系：胃溃疡的疼痛多呈饱餐痛（进餐－疼痛－缓解）的规律；十二指肠溃疡的疼痛则多呈饥饿痛（疼痛－进餐－缓解）的规律。上腹部疼痛可延续数年至数十年，每次发作持续数周至数月不等。胃镜检查是诊断消化性溃疡最主要的方法。胃镜检查中应注意溃疡的部位、形态、大小、深度、病期，以及溃疡周围黏膜的情况。其他常规检查还包括尿素酶试验、组织学检测、核素标记^{13}C 或^{14}C 尿素呼气试验等，以明确是否存在幽门螺杆菌（Hp）感染。典型上消化道钡餐造影可显示溃疡的直接征象（龛影）和间接征象（黏膜纠集、胃变形、十二指肠球部变形及幽门梗阻）。

2. 确定溃疡的良恶性

（1）溃疡型胃癌 表现为腔内龛影，即龛影位于胃腔轮廓之内。同时有下列征象：

环堤征：指在正位上环绕龛影的宽窄不一的不规则透明带，切线位呈半弧形，为肿瘤周边隆起的边缘。

指压迹征：因黏膜及黏膜下层癌结节形成龛影口部隆起的不规则的压迹，如手指压迫样，加压后显示更清晰。

裂隙征：指在两指压迹征之间指向口部的尖角，为两个癌结节间的凹陷。

半月综合征：上述综合征象称为半月综合征，加压投照时显示更清晰。

黏膜皱襞破坏、中断、消失或黏膜皱襞结节状或杵状增粗，癌肿区胃蠕动消失。

（2）胃良性溃疡 表现为腔外龛影，即龛影位于胃腔轮廓之外。同时有下列征象：

黏膜线：为龛影口部一条宽 1 ~ 2mm 的光滑整齐的透明线。

项圈征：龛影口部的透明带，宽 0. 5 ~ 1cm，犹如一项圈。

狭颈征：龛影口部明显狭小，使龛影犹如具有一个狭长的颈。

黏膜皱襞放射状向溃疡口纠集，黏膜皱襞比较规则，走向口部时逐渐变细，可达口部边缘，无中断。

二、 常见误诊原因及体会

胃溃疡在临床有时确实会被误诊为胃癌。胃溃疡本身就是一种可能癌变的常见疾病，胃癌早期临床症状不明显，很多症状和胃部其他病变非常相似，增加了排查难度。因此有胃部疾病的患者，定期行胃镜及腹部影像学检查非常必要。

重点归纳

上消化道溃疡是常见的胃肠道疾病，以慢性单发者常见。溃疡常发生于胃体小弯、胃窦及十二指肠球。临床上以长期的上腹部疼痛为主要表现，常具有反复性、周期性和节律性。多在饮食规律失调、过度疲劳、季节变化后发作。胃镜检查是诊断消化性溃疡最主要的方法。胃镜检查时应注意溃疡的部位、形态、大小、深度、病期，以及溃疡周围黏膜的情况。上消化道钡餐造影可显示溃疡的直接征象（龛影）和间接征象（黏膜纠集、胃变形、十二指肠球部变形及幽门梗阻），并能进一步了解胃肠道动力及功能情况。CT已成为消化道病变必不可少的检查手段，尤其对于恶性溃疡的分期及对周围脏器的压迫及侵犯有重要意义。

第三章

▶ 十二指肠淤积症

──○○○ **案例分析** ○○○──

病例一

【病例资料】

1. 现病史

患者崔××，女，19岁，间断腹胀、腹痛伴恶心、呕吐1年，以上腹部为著，呕吐后腹痛缓解。近日加重，无法自主进食，收住我院治疗。

2. 既往史

既往体健，无肝炎、结核、疟疾等传染病史，无高血压、心脏病病史，无糖尿病、脑血管疾病、精神疾病病史。无手术、外伤、输血史，无食物、药物过敏史。预防接种史不详。

3. 个人史

未婚，学生，月经周期规则，无吸烟、饮酒史，无冶游史，无疫情、疫水接触史。

4. 家族史

父母健在，兄弟姐妹体健，无家族性遗传病史。

5. 体格检查

（1）一般查体

体温：36.8℃，呼吸：20次/分，脉搏：94次/分，血压：113/80mmHg。神志清楚，表情痛苦，自主体位。发育正常，营养不良，慢性病容。全身皮肤无黄染。心率：94 次/分，心肺听诊无杂音。双下肢无水肿，余脊柱、四肢未见异常。病理反射阴性。

（2）专科查体

腹平坦，未见胃肠型及蠕动波，未见腹壁静脉曲张。右侧腹压痛，无反跳痛，无肌紧张，Murphy 征阴性。全腹未扪及包块，肝、脾肋下未及。肝、肾区无叩击痛，腹部移动性浊音阴性。听诊肠鸣音正常。肛门、生殖器未查。

6. 实验室检查

（1）肝肾功

间接胆红素（IBIL）：3.7μmol/L，总蛋白（TP）：62.5g/L，白蛋白（ALB）：38.8g/L，碱性磷酸酶：35IU/L。余各项无明显异常。

（2）凝血

D - 二聚体：0.71mg/L FEU。余各项无明显异常。

（3）内分泌激素　无异常。

（4）肝炎、梅毒、HIV 检测　阴性。

【初步诊断】

根据患者目前病情，初步考虑：

1. 十二指肠淤积。

2. 十二指肠溃疡。

3. 急性小肠梗阻。

4. 急性胆囊炎。

【影像检查及目的】

1. 消化道造影

了解十二指肠黏膜情况，或有无笔杆征，判断是否有十二指肠溃疡或十二指肠淤积的典型征象。

2. 全肠道血管 CT 成像

观察肠系膜上动脉与腹主动脉之间夹角是否狭窄，十二指肠走行区是否受压，确诊并判断十二指肠淤积的成因。

同时可观察胆囊形态、大小以及胆囊壁情况，判断胆囊是否存在炎性改变，排除急性胆囊炎。

【影像检查及分析】

1. 影像检查

（1）消化道造影（图3-1，3-2）

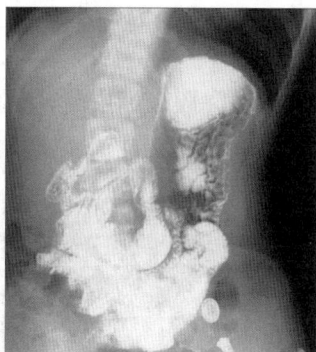

图3-1

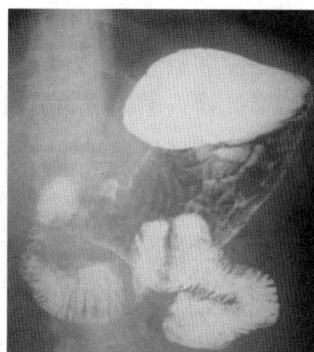

图3-2

（2）全肠道血管CT成像（图3-3，3-4）

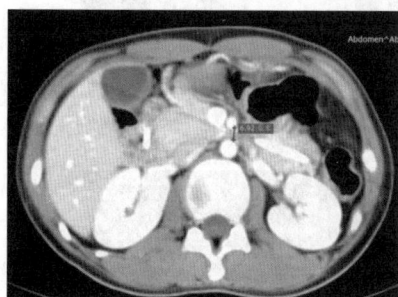

图3-3

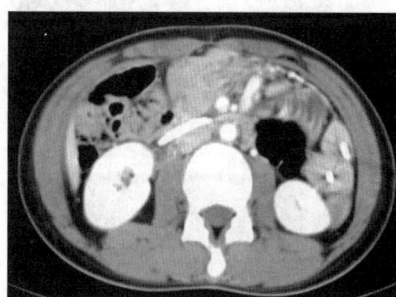

图3-4

2. 阅片

消化道造影：十二指肠充盈良好，黏膜规则，十二指肠水平部可见笔杆征，钡剂通过缓慢，肠环不大。

CT：肠系膜上动脉与腹主动脉之间夹角约12°，十二指肠水平段走行此区域内略受压，此层面肠系膜与腹主动脉前壁距离0.7cm。

3. 影像诊断

十二指肠淤积症。

4. 诊断依据

（1）患者年轻女性，消瘦，进食后腹胀、腹痛，伴恶心、呕吐，以上腹部为著，改变体位部分症状可缓解。病情时重时轻，病程长，间歇性缓解、发作，就诊往往无器质性病变。

（2）消化道钡餐十二指肠水平部可见笔杆征，腹部增强及增强 CTA 示肠系膜上动脉与腹主动脉之间夹角约12°，十二指肠水平段受压，符合十二指肠淤积症表现。

5.鉴别诊断

（1）十二指肠肿瘤　十二指肠下段明显狭窄，黏膜破坏中断，壁僵硬，钡剂通过受阻，以上十二指肠明显扩张（图3-5~3-8），且可见逆蠕动，致胃内滞留物增多。

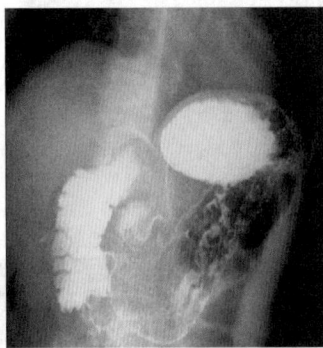
图3-5

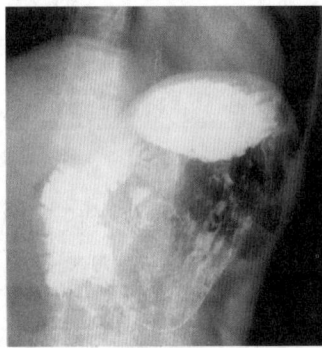
图3-6

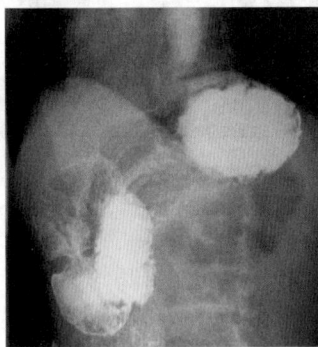
图3-7

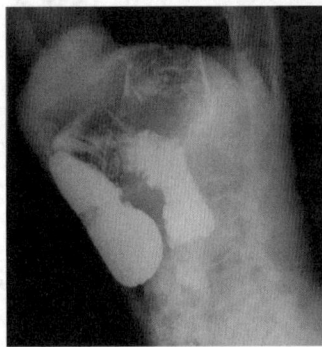
图3-8

（2）十二指肠先天性异常　十二指肠远端先天性狭窄或闭塞，如环状胰腺，是一种先天性的发育畸形，患者有一带状胰腺组织环，部分或完全包绕十二指肠第一段或第二段。CT 平扫示十二指肠降部呈鼠尾状狭窄，其周围见软组织密度影，增强十二指肠降部周围可见强化的胰腺组织包绕，致使肠腔狭窄（图3-9、3-10）。

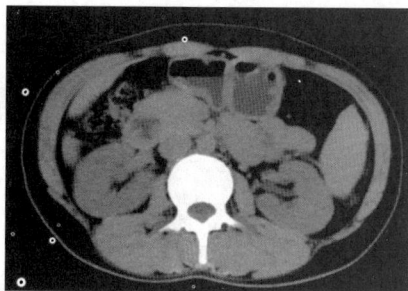

图 3-9

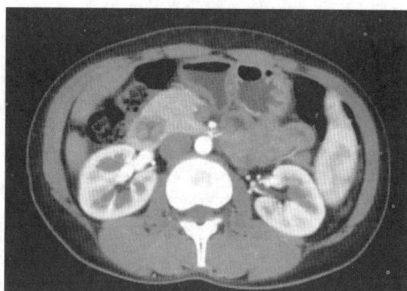

图 3-10

（3）胰头癌或巨大胰腺囊肿 压迫可引起十二指肠狭窄，造影剂通过受阻。

【最终诊断】

十二指肠淤积症。

【胃镜】

提示胃、十二指肠未见异常。

【经验总结】

1. 十二指肠淤积症是一种临床反复发作，缓、急交替的慢性病变。慢性期因症状不典型，常常找不到具体病因，急性期起病急，又非常容易与众多急腹症混淆，从而造成误诊。所以临床上常常只能对症下药，缓解症状，直至病程延长。有的患者其病程甚至长达十年以上，反复对症治疗后依然隔三岔五反复发作不见好转，然后才有可能得到进一步的鉴别诊断与确诊。漫长的病程与反反复复的诊疗过程，严重影响患者生存质量。因此早期行腹部增强及增强 CTA 对疾病进行准确诊断至关重要。当肠系膜上动脉与腹主动脉夹角小于 15°时，其下方走行的十二指肠出现压迫，从而产生十二指肠淤积症。

2. 十二指肠淤积症常见于瘦高的年轻女性，有的患者系先天发育原因所致，总体来说多见于年轻人，且往往病程长、反复发作。因此对于十二指肠淤积症患者，了解其临床病史是诊断的重要线索。

3. 在十二指肠淤积症诊断过程中应该确定如下问题：患者是否存在无病因的、长期的、反复性发作的腹胀、呕吐，且临床治疗不能根除；患者改变体位是否可以缓解症状，或可触及扩张的十二指肠。

4. X 线钡餐检查可见胃和十二指肠第一、第二段扩张，钡剂在十二指肠内徘徊；改变体位，钡剂即能进入空肠；可见典型的笔杆样压迹。

病例二

【病例资料】

1. 现病史

患者王××，男，16岁，间断腹泻8年，偶伴隐痛，进食后明显。1年前加重伴间断腹痛、呕吐，大便稀水样，偶见少量红色血液，体重下降显著。曾在外院给予对症支持治疗，出院后反复发作，现收住我院求进一步诊疗。

2. 既往史

无肝炎、结核、疟疾病史，无高血压、心脏病病史，无糖尿病、脑血管疾病病史。否认手术、外伤、输血史，否认明确的食物或药物过敏史。预防接种史不详。

3. 个人史

未婚，无冶游史，无疫情、疫水接触史，无吸烟、饮酒史。

4. 家族史

父母健在，无家族遗传性疾病史。

5. 体格检查

（1）一般查体

体温：36.2℃，脉搏：74次/分，呼吸：17次/分，血压：124/72mmHg。发育正常，营养不良，正常面容，神志清楚。全身皮肤黏膜无黄染。心率：74次/分，双下肢无水肿，余脊柱、四肢未见异常。病理反射阴性。

（2）专科查体

腹平坦，未见胃肠型及蠕动波，未见腹壁静脉曲张。全腹无压痛，无反跳痛，无肌紧张，Murphy征阴性。全腹未扪及包块，肝、脾肋下未及，肝、肾区无叩击痛，腹部移动性浊音阴性。听诊肠鸣音稍减弱。肛门、生殖器未查。

6. 实验室检查

（1）血常规

WBC：3.71×10^9/L，N%：60.7%，RBC：4.57×10^{12}/L，Hb：123g/L，红细胞比容（HCT）：0.327，平均血红蛋白浓度（MCHC）：376g/L，PLT：355×10^9/L，血小板分布宽度（PDW）：10.5fl。

（2）尿常规、沉渣 尿小圆上皮细胞定量：8.00/μl。

（3）凝血

活化部分凝血活酶时间（APTT）：68.9s。余各项无明显异常。

（4）术前感染四项筛查 乙型肝炎表面抗体（Anti-HBs）（+）。

（5）癌胚抗原（CEA）、CA125 正常。

（6）铁蛋白（SF） 345.000μg/L。

（7）微量元素

镁：0.95nmol/L，钙：1.37mmol/L。

（8）免疫球蛋白系列+补体系列

C3：0.845。

（9）淋巴细胞亚群绝对计数

淋巴细胞计数（lymc）：1071个/μl，辅助/诱导细胞计数（CD4+Tc）：182个/μl，NK细胞计数（NKc）：71个/μl。

（10）大便常规 大便潜血试验阴性，转铁蛋白阴性。

（11）肝肾功、离子

直接胆红素（DBIL）：9.8μmol/L，间接胆红素（IBIL）：3.1μmol/L；钾：3.02mmol/L，余各项无明显异常。

（12）甲状腺功能

三碘甲状原氨酸（T_3）：1.300nmol/L，游离三碘甲状原氨酸（fT_3）：3.310pmol/L，抗甲状腺球蛋白抗体（aTg）：558.800IU/ml，甲状腺球蛋白（Tg）：<0.040。

【初步诊断】

根据患者目前病情，初步考虑：

1. 不全性肠梗阻。

2. 十二指肠淤积症。

3. 慢性细菌性痢疾。

4. 胃泌素瘤（Zollinger-Ellison综合征）。

【影像检查及目的】

1. X线

了解是否有气液平及膈下游离气体，明确是否存在肠梗阻，并且判断梗阻部位。

2. 消化道造影

判断有无胃肠道黏膜病变，有无胃内占位。观察有无十二指肠淤积症的典型笔杆样压迹。

3. 腹部增强 CT

观察肠系膜上动脉与腹主动脉之间夹角是否变小，十二指肠走行区是否受压，确诊并判断十二指肠淤积及其成因。判断有无肠梗阻、细菌性痢疾、胃泌素瘤或其他胃肠道病变，明确病变部位及性质、与周围脏器关系、是否为血管源性病变，排除腹腔动脉夹层及动、静脉血栓等。

【影像检查及分析】

1. 影像检查

（1）消化道造影（图 3-11~3-13）

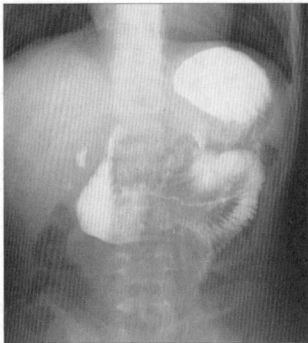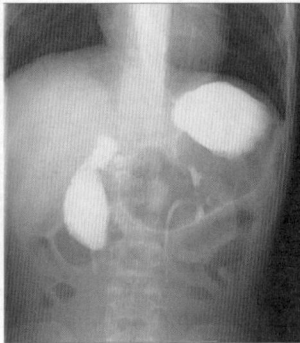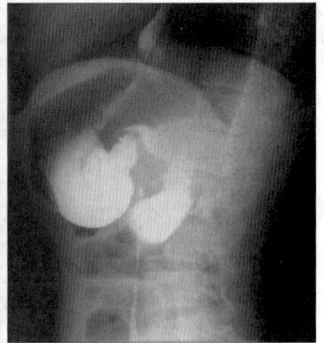

图 3-11　　　　　　　　图 3-12　　　　　　　　图 3-13

（2）全肠道血管 CT 成像（图 3-14、3-15）

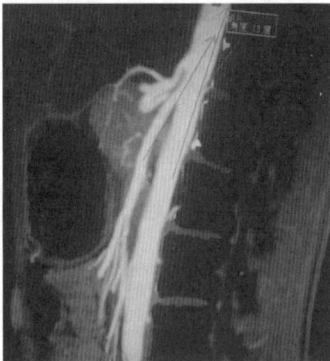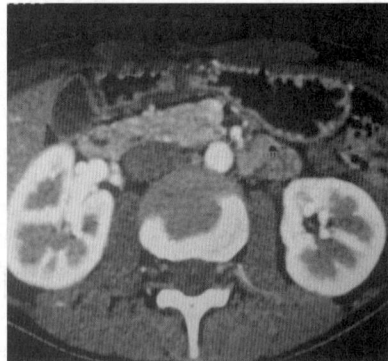

图 3-14　　　　　　　　　　　图 3-15

2. 阅片

消化道造影：十二指肠球部充盈良好，十二指肠降部、水平部扩张明显，可见笔杆征及逆蠕动，造影剂通过困难（图3-11~3-13）。仰卧位，十二指肠降段明显扩张，宽约3.5cm，十二指肠水平部呈刀切样改变；俯卧位，十二指肠水平部钡剂通过明显受阻。

腹部增强CT：腹主动脉与肠系膜上动脉夹角为13°（图3-14），明显变小；腹主动脉与肠系膜上动脉前后间距为0.4cm（图3-15），十二指肠明显受压狭窄。

3. 影像诊断

十二指肠淤积症。

4. 诊断依据

（1）患者青年男性，未成年，消瘦，间断反复发作腹痛、呕吐，伴腹泻，曾在外院给予对症支持治疗，出院后反复发作。病因不明，对症治疗无法根除。

（2）消化道造影示十二指肠降部、水平部扩张水肿明显，可见笔杆征，钡剂通过困难。CT示腹主动脉与肠系膜上动脉之间夹角明显变小，腹主动脉与肠系膜上动脉间距缩短，十二指肠明显受压狭窄，符合十二指肠淤积表现。

5. 鉴别诊断

与环状胰腺相鉴别。

【胃镜】

提示胃、十二指肠未见异常。

【最终诊断】

十二指肠淤积症。

【经验总结】

1. 十二指肠淤积症是一种少见的、临床反复发作、急慢交替的肠道病变。多见于青少年或中青年女性，瘦长体型多见。临床多表现为十二指肠水平部或升部不全梗阻。即反复上腹部不适、饱胀、疼痛，餐后明显，可伴恶心、呕吐，呕吐物含胆汁和隔餐食物。呕吐后症状缓解。症状与体位有关，进食后仰卧位症状较重，而俯卧位及侧卧位症状缓解。

2. 上腹部消化道造影示十二指肠水平部或升部见一纵行"笔杆"样压迹，黏膜平展，对比剂通过受阻。梗阻近侧十二指肠扩张，可见频繁蠕动及逆蠕动增强，对比剂在近侧徘徊呈钟摆样。改变体位，采取俯卧位或侧卧位时，对比剂可通过十二指肠。CT示十二指肠水平部"鸟嘴"样压迹，近侧十二指肠扩张。矢状位肠系膜上动脉与腹主动脉夹角小于15°。

影像与临床整合分析

一、临床与病理

十二指肠淤积症，也称肠系膜上动脉压迫综合征或 Wilkle 病，是指十二指肠水平部被肠系膜上动脉及腹主动脉压迫，引起十二指肠部分或完全梗阻而出现的一系列症状。多认为是局部解剖因素改变所致，如：

（1）先天性解剖变异。

（2）脊柱前突。

（3）内脏下垂、术后改变，肠粘连等。

二、检查方法

1. 立位腹平片。

2. CT 平扫、增强，全肠道血管 CT 成像。

3. 消化道造影。

4. 腹部超声。

三、诊断思路

1. 症状与体征

青少年或中青年女性，消瘦，以反复上腹部不适、胀痛伴恶心、呕吐就诊，病因不详，反复对症治疗不能根除，体重减轻，营养不良面容，症状可随体位变化而减轻缓解。

2. 消化道造影

十二指肠水平部"笔杆"样压迹（图 3 - 11），造影剂通过受阻，梗阻近侧十二指肠扩张，可见频繁蠕动及逆蠕动。

3. 腹部增强及增强 CTA

十二指肠水平部"鸟嘴"样压迹（图 3 - 15），近侧十二指肠扩张。肠系膜上动脉与腹主动脉夹角小于 15°（图 3 - 14），前后间距小于 0.8cm。

四、常见误诊原因及体会

十二指肠淤积症是一种临床反复发作，缓、急交替的慢性病变，症状不典型，国外文献统计误诊率高达57.1%~67.3%。主要原因是急性期起病急，非常容易与众多急腹症混淆；过度依赖胃镜检查，不重视消化道造影检查，但此类患者因为临床症状不典型，胃镜结果阴性，常常造成误诊。此病临床上病程长，有的患者病程甚至长达十年以上，漫长的病程与反反复复的诊疗过程，严重影响患者生存质量。所以应在了解患者症状与体征、病史的基础上快速确定需要哪一种检查方法，并及时和临床医师沟通，充分利用现代化检查手段快速、准确地为临床提供有用的信息。检查方法的选择很重要，胃镜、小肠双源CT、消化道造影缺一不可。胃镜主要观察腔内情况及黏膜变化；消化道造影可观察有无十二指肠淤积症的典型"笔杆"样压迹、逆蠕动及胃排空障碍，判断肠道活动度及有无肠粘连，有无脾曲综合征及横结肠下降，以上均可诱发十二指肠淤积的发生；全肠道血管CT成像可观察肠系膜上动脉与腹主动脉之间夹角及前后间距是否变小，十二指肠走行区是否受压，对十二指肠淤积症进行诊断。

重点归纳

　　十二指肠淤积症的诊断思路前文已经叙述过了，"笔杆"样压迹及肠系膜上动脉与腹主动脉夹角变小从而压迫了其通过的十二指肠是诊断十二指肠淤积症的主要影像学证据。但也有例外，一些十二指肠外的肿瘤，如胰腺癌或巨大胰腺囊肿压迫也可引起十二指肠淤积，需要腹部超声、CT检查，内镜检查及内镜逆行胰胆管造影术检查予以鉴别；各种先天性异常，如先天性腹膜束带压迫牵拉而阻断十二指肠；十二指肠远端先天性狭窄或闭塞，环状胰腺压迫十二指肠降段；十二指肠发育不良产生的巨十二指肠，以及十二指肠因先天性变异而严重下垂，可折拗十二指肠空肠角而使之关闭，从而产生十二指肠淤积。

　　此外，便秘也是十二指肠淤积的重要因素，发生率约占2.7%。患者长期便秘营养不良导致机体脂肪减少，使肠系膜上动脉夹角脂肪垫减少，动脉夹角变小而增加了十二指肠淤积的发生概率。十二指肠淤积症的发病原因很复杂，良好均衡的营养，适当的体育锻炼，戒烟、戒酒，及时治疗便秘，不要过度减肥等对于预防十二指肠淤积有很好的作用。

第四章

▶ 肠系膜上动、静脉栓塞

◦◦◦ 案例分析 ◦◦◦

病例一

【病例资料】

1. 现病史

患者叶××，男，43 岁，两天前无明显诱因出现腹痛、腹胀，伴恶心、呕吐，无腹泻，外院给予止疼等对症处理后症状无明显改善。

2. 既往史

既往体健，否认肝炎、结核等传染病史，否认高血压、糖尿病病史，否认心脑血管疾病病史，否认呼吸系统疾病病史，否认消化道疾病病史，否认其他严重内外科疾病病史。否认抗凝药物使用史。术后 30 天内发生不良心脏事件风险：高风险。

3. 个人史

已婚，无冶游史，无疫情、疫水接触史。吸烟 30 年，饮酒 20 年。配偶、子女健在。

4. 家族史

父母健在，兄弟姐妹体健，否认家族性遗传病史。

5. 体格检查

（1）一般查体

体温：39.0℃，呼吸：20 次/分，脉搏：102 次/分，血压：135/86mmHg。发育正常，营养中等，正常面容，表情自如，自主体位，神志清楚，查体合作。

全身皮肤未发现黄染，无皮疹、皮下出血、皮下结节、瘢痕，无肝掌、蜘蛛痣。双下肢无水肿，余脊柱、四肢未见异常。病理反射阴性。

（2）专科查体

腹略膨隆，未见腹壁静脉曲张，未见胃型蠕动波，未见肠蠕动波。腹肌紧张，全腹压痛，未触及包块，全腹伴反跳痛，肝脏肋下未触及，脾脏肋下未触及，肝浊音界位于右侧锁骨中线第五肋间，Murphy 征阴性，肝脾区无叩击痛，腹部移动性浊音阴性。肠鸣音减弱。

6. 实验室检查

（1）血常规

WBC：17.17×10^9/L，N%：89.9%，RBC：4.01×10^{12}/L，Hb：138g/L，PLT：221×10^9/L。

（2）尿常规 镜检未见红细胞，隐血试验（−）。

（3）尿 HCG 阴性。

（4）凝血

活化部分凝血活酶时间（APTT）：18.70s

凝血酶原时间（PT）：10.20s

纤维蛋白原含量（FIB）：4.57g/L

凝血酶时间（TT）：14.80s

PT 国际标准化比值（INR）：0.89

D−二聚体（D−Di）：0.72mg/L

（5）肝肾功、离子

ALT：14 U/L，AST：27U/L，总胆红素（TBIL）：18.4μmol/L，直接胆红素（DBIL）：10.0μmol/L，间接胆红素（IBIL）：8.40μmol/L；总蛋白（TP）：72.7g/L，白蛋白（ALB）：44.1g/L；钠：134.9mmol/L，氯：102.5mmol/L，钾：4.17mmol/L，总钙：2.25mmol/L，二氧化碳：21.5mmol/L，余各项无明显异常。

（6）血清淀粉酶 35U/L。

（7）肝炎检测 阴性。

（8）肿瘤标志物 阴性。

【初步诊断】

根据患者目前病情，初步考虑：

1. 腹腔动静脉栓塞。

2. 腹腔动脉夹层。

【影像检查及目的】

1. 立位腹部平片

了解是否有气液平及膈下游离气体。

2. 腹部平扫及增强 CT

通过腹部平扫 CT 判断有无肠梗阻、急性胰腺炎；通过腹部增强 CT 判断有无肠坏死、肿瘤或其他病变，明确病变部位及性质、与周围脏器关系。

3. 腹部血管 CTA

判断有无血管源性病变，如腹腔动、静脉血栓及腹腔动脉夹层等。

【影像检查及分析】

1. 影像检查

（1）立位腹部平片（图 4 -1）

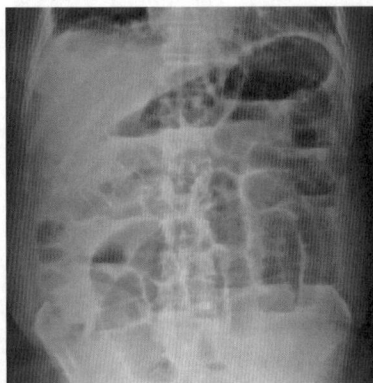

图 4 -1

（2）CT 三维重建（图 4 -2、4 -3）

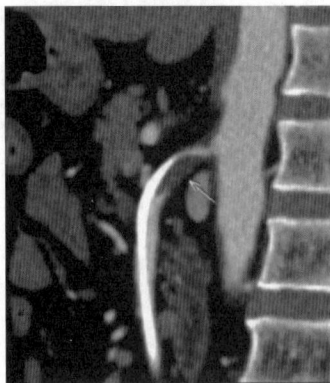

图 4 -2

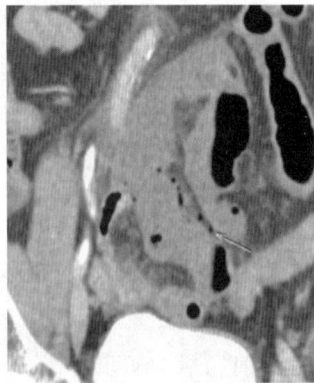

图 4 -3

2. 阅片

立位腹部平片：膈下未见游离气体，中腹部见多个气液平面（图4-1）。

腹部CT：腹盆腔部分小肠稍增厚并周围散在渗出，近膀胱处部分小肠周围少量血性高密度影，腹膜反折处少许液性高密度影。

腹部CTA：肠系膜上动脉近段管腔内未见造影剂影，其以回肠动脉分支未见显影；下腹部及盆腔内回肠远段节段性强化减低并肠管扩张；下腹部及盆腔内正中回肠远段肠壁及周围系膜散在气体影，局部系膜渗出、增厚（图4-2、4-3）。

3. 影像诊断

肠系膜上动脉近段血栓形成，回肠远段节段性缺血，不除外部分回肠坏死。

4. 诊断依据

（1）患者中年男性，突发持续性腹痛、腹胀，伴恶心、呕吐，排气、排便正常。

（2）腹部CTA示肠系膜上动脉近段管腔内见充盈缺损，以远部分回肠动脉分支未见显影；下腹部及盆腔内约回肠远段节段性强化减低并肠管扩张；下腹部及盆腔正中回肠远段肠壁及周围系膜散在气体影，局部系膜渗出、增厚。

5. 鉴别诊断

（1）胃、十二指肠溃疡穿孔 患者一般既往有慢性消化性溃疡病史，且呈季节性发作和规律性疼痛，腹膜刺激征也更为明显。腹部立位平片及CT见有膈下游离气体（图4-4），对鉴别诊断有较大帮助。

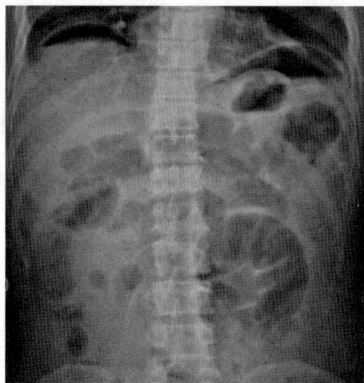

图4-4

（2）肠梗阻　患者一般有腹痛、腹胀、呕吐和停止排便四大典型症状，腹痛一般为绞痛；高位梗阻者，呕吐更频繁，低位梗阻者，呕吐物为粪便样物。腹部立位平片可见膨胀而弯曲的小肠袢，有典型的气液平面。

（3）腹腔动脉夹层　患者起病突然，一般有腹部剧烈疼痛，伴有胸背部放射性疼痛，无发热寒战、无腹痛腹泻；CTA可见动脉管腔局部增宽，管腔内见撕裂内膜片，假腔血栓形成时可见充盈缺损，增强无强化。

（4）其他　急性胰腺炎、肠套叠、急性肠坏死、乙状结肠扭转、宫外孕、卵巢囊肿蒂扭转、梅克尔憩室炎、肠伤寒穿孔等，亦需进行临床鉴别。

【手术及病理】

介入手术：取平卧位常规消毒铺巾，以右侧股动脉为穿刺点，2%利多卡因5ml，局部麻醉下采用改良Seldinger技术，经皮右股动脉成功穿刺后放置6F动脉导管鞘，逆行插入造影导管行腹主动脉及肠系膜上动脉造影；腹主动脉末端及双侧髂总动脉轻度狭窄，肠系膜动脉主干及末端见充盈缺损，考虑血栓。

剖腹手术：部分小肠（距回盲部25cm处）黏膜坏死、脱落，肠壁间血管增生、扩张、充血，局部肠壁结构破坏，血管内可见血栓形成。

病理：肠系膜上动脉血栓。

【最终诊断】

肠系膜上动脉栓塞。

【经验总结】

1.肠系膜上动脉栓塞是造成肠系膜缺血的常见原因，发病急骤，进展迅速，但腹痛症状与腹部体征分离，因此容易造成漏诊和误诊。早期常见症状为严重的局限性腹痛，可伴有恶心、呕吐、腹胀等症状，所以遇到腹痛，应用抗痉挛药物等不缓解，同时伴有呕吐、腹泻等症状的患者时，应高度怀疑肠系膜上动脉栓塞。

2.直接征象：CT增强动脉期可直接观察到肠系膜上动脉及分支血管腔内充盈缺损；也可以表现为肠系膜上动脉血管不强化或突然截断；若部分栓塞则表现为该血管管腔变细，强化不规则。

间接征象：肠壁水肿、增厚（小肠壁超过3mm，大肠壁超过5mm），可以观察到典型的"靶征"。随着病情进展，肠缺血程度会进一步加重，最终导致肠壁呈纸样变薄，此时，CT增强可见肠壁强化减弱或不强化。肠壁扩张伴有气液平面，为肠壁坏死渗出、出血的影像表现，提示肠蠕动消失，肠壁内积气。

3.肠系膜上动脉栓塞病情恶化较快，影像学观察时要利用 CT 多方位重建技术全面评价肠系膜上动脉及分支，评价栓塞血管对应的肠管壁缺血情况，全面评估腹腔脏器及周围情况，这对临床进行早期干预以诊治潜在的肠道坏死至关重要。

4.肠系膜上动脉栓塞属于临床危急重症，把握最佳治疗时间对于降低死亡率、改善患者预后至关重要，因此在充分术前准备的情况下，应该尽早行手术或介入治疗。

病例二

【病例资料】

1. 现病史

患者倪××，女，68 岁，3 天前无明显诱因出现腹痛，脐周疼痛，以脐左下方疼痛为著，伴腰背部放射痛。1 天前腹痛加重，伴恶心、呕吐，无发热、寒战，无胸闷、气短。曾就诊于外院给予治疗，效果不佳。1 天前腹痛加重后来我院急诊。

2. 既往史

否认肝炎、疟疾、结核等传染病史，否认高血压、冠心病、糖尿病、脑血管疾病、精神疾病病史。10 余年前曾行甲状腺结节切除术，术后口服甲状腺素片，具体用量不详。否认外伤、输血史，否认食物、药物过敏史。预防接种史不详。

3. 个人史

已婚，配偶已故，子女健在。月经史：初潮 17 岁，3 ~ 4/28 ~ 31，50 岁绝经。月经周期规律，月经量中等，颜色正常，无血块，无痛经。妊娠 10 次，生产 2 次，人工流产 8 次，1 子 1 女均顺产。

4. 家族史

父母已逝，否认家族遗传病史。

5. 体格检查

（1）一般查体

体温：36.3℃，呼吸：18 次/分，脉搏：108 次/分，血压：109/70mmHg。发育正常，营养中等，急性面容，表情痛苦，自主体位，神志清楚，查体合作。全身皮肤无黄染，无皮疹、皮下出血、皮下结节、瘢痕，无肝掌、蜘蛛痣。双下肢无水肿，余脊柱、四肢未见异常。病理反射阴性。

（2）专科查体

腹稍膨隆，未见胃肠型及蠕动波，未见腹壁静脉曲张。脐周压痛，反跳痛阳性，以脐左下方为著，无肌紧张，Murphy 征阴性。全腹未扪及包块，肝脾肋下未及，肝、肾区无叩击痛，腹部移动性浊音阴性。听诊肠鸣音正常。

6. 实验室检查

（1）血常规

WBC：20.19×10^9/L，N%：87.7%，RBC：4.88×10^{12}/L，Hb：142g/L，PLT：153×10^9/L。

（2）尿常规　镜检未见红细胞，隐血试验（－）。

（3）肝肾功、离子

ALT：52 U/L，AST：37 U/L，总胆红素（TBIL）：26.9μmol/L，直接胆红素（DBIL）：10.7μmol/L，间接胆红素（IBIL）：16.2μmol/L；总蛋白（TP）：69g/L；钠：135.8mmol/L，氯：97.3mmol/L，钾：3.43mmol/L，总钙：2.22mmol/L，二氧化碳：21.9mmol/L，余各项无明显异常。

（4）凝血

活化部分凝血活酶时间（APTT）：22.60s

凝血酶原时间（PT）：11.10s

纤维蛋白原含量（FIB）：2.41g/L

凝血酶时间（TT）：15.80s

PT 国际标准化比值（INR）：0.96

D－二聚体（D－Di）：26.43mg/L

（5）血清淀粉酶　32U/L。

（6）肝炎检测　阴性。

（7）肿瘤标志物　阴性。

【初步诊断】

根据患者目前病情，初步考虑：

1. 肠系膜上静脉栓塞。

2. 肠坏死待排。

3. 急性胰腺炎待排。

4. 急性胆囊炎。

5. 急性腹膜炎。

【影像检查及目的】

1. 立位腹部平片

了解是否有气液平及膈下游离气体。

2. 腹部平扫及增强 CT

判断有无急性胰腺炎、肠坏死、肿瘤或其他病变，明确病变部位及性质、与周围脏器关系。

3. 腹部血管 CTA

判断是否为血管源性病变，如肠系膜上动、静脉栓塞、腹腔动脉夹层等。

【影像检查及分析】

1. 影像检查

（1）立位腹部平片（图 4 - 5）

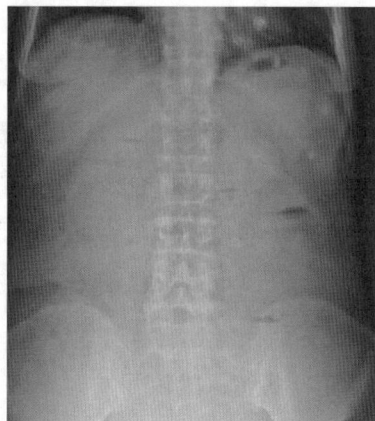

图 4 - 5

（2）腹部 CTA（图 4 - 6、4 - 7）

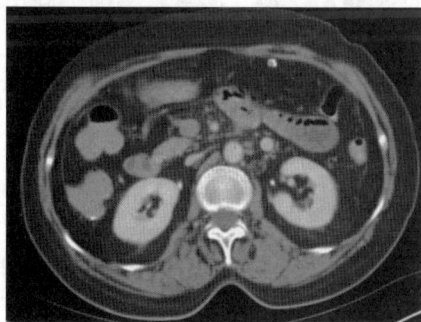

图 4 - 6

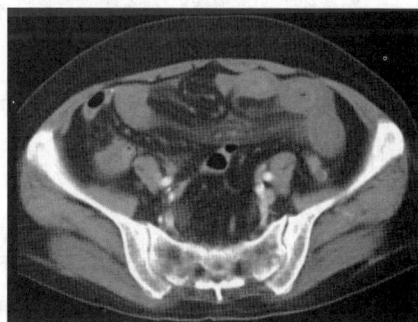

图 4 - 7

2.阅片

立位腹部平片：看见不典型小气液平面，未见膈下游离气体（图 4-5）。

腹部 CT：腹盆腔见大量渗出及积液影，小肠肠管明显扩张、积液。

腹部 CTA：门静脉主干及肝内分支、肠系膜上静脉主干及分支、脾静脉内见弥漫性低密度充盈缺损，门静脉周围见迂曲侧支静脉血管影。左中下腹空肠节段性肠壁肿胀稍厚，肠壁强化减低，肠系膜密度增高模糊（图 4-6、4-7）。

3.影像诊断

门静脉主干及肝内分支、肠系膜上静脉主干及分支、脾静脉弥漫性血栓。

4.诊断依据

（1）患者老年女性，起病急，病程短，突发腹痛，逐渐加重，脐周疼痛，以脐左下方疼痛为著，伴腰背部放射痛，伴呕吐，无恶心，无发热、寒战，无胸闷、气短。

（2）查体脐周压痛、反跳痛阳性，以脐左下方为著，无肌紧张，肠鸣音正常。

（3）立位腹部平片示中上腹可见气液平面，考虑肠梗阻。CTA 示门静脉主干及肝内分支、肠系膜上静脉主干及分支、脾静脉内见低密度充盈缺损，门静脉周围见迂曲侧支静脉血管影。左中下腹空肠节段性肠壁肿胀增厚，肠壁强化稍低，肠系膜密度增高模糊。

5.鉴别诊断

（1）**肠坏死** 患者有炎症、粘连、扭转等发病原因，一般有突发的弥漫性脐周痛，早期伴有恶心、呕吐、腹胀、停止排便排气等，晚期出现眼窝凹陷、皮肤弹性消失、少尿或无尿等症状。CT 检查可以看到肠壁明显增厚、水肿，也可呈"薄纸"样肠壁，肠管扩张、积液，严重时肠壁、肠系膜、门静脉内可见积气。

（2）**急性胰腺炎** 急性腹痛、发热，伴恶心、呕吐，血尿淀粉酶增高，CT 示胰腺体积弥漫性增大，密度不均匀，轮廓模糊，周围渗出明显，血清和腹腔穿刺淀粉酶升高明显。

（3）**急性腹膜炎** 腹膜炎患者临床症状及体征相似，均表现为腹痛、压痛、反跳痛、全身肌张力增高，发热、白细胞计数升高。腹部 CT 示腹膜及相邻腹膜外脂肪层、肠系膜、大网膜水肿增厚，肠壁增厚、粘连，腹腔积气、积液（图

4－8）。

（4）急性胆囊炎 右上腹压痛，Murphy 征阳性。CT 示胆囊增大，壁弥漫性增厚，多数可见结石影（图 4－9）。

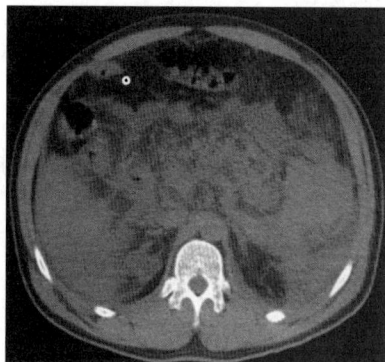
图 4－8

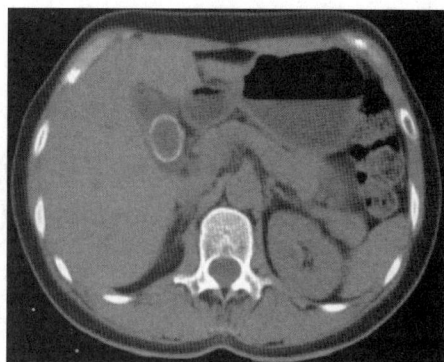
图 4－9

（5）其他 主动脉夹层、急性胆管炎、肾输尿管结石、急性阑尾炎、宫外孕、乙状结肠扭转、卵巢囊肿蒂扭转、梅克尔憩室炎、肠伤寒穿孔等，亦需进行临床鉴别。

【手术及病理】

手术：患者在全麻下行剖腹探查术＋小肠切除术＋肠粘连松解术。探查见腹腔大量血性积液，距屈氏韧带下方约 70cm 以远小肠肠管缺血坏死，坏死肠管约130cm，坏死肠管以远约 90cm 肠管呈缺血改变，稍水肿，其系膜可见血栓形成，距回盲部 80cm 肠管未见明显异常。术中诊断：肠坏死；急性腹膜炎；肠系膜上静脉血栓形成。

病理（部分小肠切除标本）：小肠黏膜缺血糜烂坏死，局部出血性梗死，肠壁及肠系膜血管内见混合性血栓形成。

【最终诊断】

肠坏死；肠系膜上静脉栓塞；急性腹膜炎。

【经验总结】

1.肠系膜上静脉栓塞患者以症状和体征分离的绞窄性肠梗阻为主要特征，肠系膜上静脉栓塞形成后，静脉回流受阻致肠管及肠系膜淤血水肿，严重者会造成小肠坏死。

2.影像学检查。

直接征象：平扫 CT 示肠系膜上静脉内径增宽，密度增高，血管周围模糊、渗出。增强 CT 示静脉期可见门静脉、肠系膜上静脉主干及属支内完全或不完全充盈缺损。

间接征象：肠系膜血管增粗，肠系膜区渗出、积液；肠管壁增厚及肠管扩张积液，肠壁内、肠壁下积气，腹腔积液。

3.肠系膜上静脉栓塞形成时，判断肠管是否出现缺血坏死对于选择治疗方式至关重要，因此影像学上要全面观察腹腔及肠管情况。

影像与临床整合分析

一、 引起急性肠系膜缺血的常见原因

引起急性肠系膜缺血的常见原因主要有肠系膜上动脉栓塞、肠系膜上静脉栓塞。影像上肠系膜上动、静脉截断或部分缺失是诊断的直接征象。临床上栓子的来源主要有以下几个方面：

1.肠系膜上动脉栓塞

肠系膜上动脉栓塞的栓子主要来源于心房颤动、风湿性心脏病、心脏瓣膜病、近期发生的心肌梗死、充血性心力衰竭等所致的赘生物及心腔附壁血栓。小肠（空肠、回肠）和部分结肠（盲肠、升结肠、右半横结肠）的血供来自肠系膜上动脉，当血流减少或中断时，大部分患者会发生该区域肠管的缺血。

2.肠系膜上静脉栓塞

肠系膜上静脉栓塞绝大部分栓子为血栓，肠系膜上静脉血栓分为原发性和继发性两种。原发性比较少见，多是因为血液高凝状态所致。继发性的病因可能有：门静脉高压脾切除术后；下肢深静脉血栓、恶性肿瘤病史；腹部既往手术史、腹腔炎症。

二、 肠系膜上动、 静脉栓塞诊断思路

1.排除其他常见急腹症

对于起病急，伴有腹痛、呕吐、腹胀等症状的患者，尤其是腹痛症状和体征

不相符时，在通过 X 线片排除肠梗阻、消化道穿孔，通过 CT 排除胆囊炎、胰腺炎、阑尾炎等急腹症之后，要注意观察腹腔血管，主要是观察肠系膜上静脉有无异常增粗、狭窄或密度增高等情况。如果有，建议行 CTA 进一步检查。

2. 确定肠系膜上动、静脉栓塞

平扫 CT 示肠系膜上动、静脉增粗，腔内密度增高，血管壁周围渗出、模糊；CTA 示肠系膜上动脉及分支、肠系膜上静脉及属支内见充盈缺损影，多平面重建（MPR）、最大密度投影（MIP）可更直观地观察到血管腔内栓子的存在，血管周围间隙（VR）图像可见血管截断现象。

3. 确定肠系膜上动、静脉栓子形成范围及肠管情况

MPR 可全方位观察栓子累及长度及范围，观察与其相关的肠管情况。主要有：①肠壁有无增厚，正常小肠壁厚度为 3 ~ 5mm，结肠壁厚度 <5mm，而肠壁缺血、缺氧后会发生水肿，导致肠壁增厚；②肠管有无扩张、积液及梗阻，肠壁缺血会造成肠壁肌张力减低，蠕动减弱甚至消失，肠腔扩张，肠壁变薄，麻痹性肠梗阻形成，从而使肠壁渗出、肠腔积液；③有无肠气囊肿及门静脉积气，肠壁和门静脉积气常常提示肠壁损伤或肠壁全层坏死，此种征象对诊断肠系膜上动、静脉栓塞有较高的特异度。

4. 确定栓子累及范围

大部分小肠坏死患者均可出现静脉及相邻弓形静脉血栓形成，阻滞静脉回流，造成相应肠段的肿胀。静脉淤血可致肠系膜静脉增粗、周围渗出、积液，影响动脉血流灌注，继而肠壁坏死。因此确定累及范围有利于临床观察患者病情进展情况。

任何影像诊断必须和临床症状及病史相结合，如消化道穿孔、急性胰腺炎、腹部术后、阑尾炎等都可使患者产生急性腹痛，因此临床症状、查体和排除诊断很重要。晚期患者出现肠坏死合并肠梗阻、肠穿孔时，要与单纯的肠梗阻和肠穿孔鉴别。

三、 如何判断肠坏死

肠坏死病情凶险，发病急，临床死亡率高，当出现肠坏死时，手术治疗是唯一的治疗方法，早期明确诊断对患者的生存率和预后至关重要。当临床有下列情况之一时应该高度怀疑肠坏死：

（1）抗凝溶栓治疗不见好转，腹痛持续加重，并出现腹膜炎体征。

（2）持续发热，白细胞总数及中性粒细胞持续升高。

（3）腹腔穿刺或引流液为血性。

（4）排除发热、液体量不足等因素，心率持续＞100次/分，并有增快趋势者。

四、 影像学表现

1. 肠管扩张、积气

小肠血液供应不足会导致一系列改变，病变肠腔缺血早期肠蠕动力下降，肠壁渗出增加，肠腔因此扩张积液。

2. 肠壁、肠间的积气

病变进一步发展，肠壁内神经受损，张力丧失，使肠腔出现扩张积气，肠道内产气菌侵入肠壁黏膜下层和静脉，因此出现肠间和肠壁、血管积气。

3. 门静脉积气、肠壁积气

当肠壁缺血、坏死时，肠腔内气体穿破缺血肠壁进入肠壁肌层或浆膜下，病变严重时可经肠壁血管进入门静脉及其属支。门静脉积气、肠壁积气对诊断急性肠管缺血特异性非常高。

4. 肠壁强化减弱

增强扫描肠壁强化减弱或不强化是肠管缺血、坏死重要征象。

5. 腹腔积液及肠系膜脂肪密度增高

系由肠壁坏死，液体渗出肠间隙及肠系膜所致。

五、 治疗原则

凡腹痛剧烈不缓解，体温不降，白细胞总数不降低，有腹膜刺激征，腹腔积液，有休克表现，CT示有肠缺血、坏死征象者，采取抗感染及抗休克处理，并立即手术。

六、 常见误诊原因及体会

急性肠系膜上动、静脉血栓发病率低，早期无特异性症状和体征，诊断困难。若为更细小的属支栓塞则更容易漏诊，而且不容易与主动脉夹层、急性肾结石、胃溃疡等急性腹痛区别。因此，对于怀疑动静脉栓塞的患者应该尽快进行

CTA 或 DSA（数字减影血管造影）检查，尽早做出诊断并进行相应治疗。

重点归纳

对于原因不详的急性腹痛，在排除常见肠道急腹症之后，需要考虑到肠系膜血管栓塞相关可能性，利用 CTA 三维重建在肠系膜上动、静脉栓塞诊断中的优势，为临床评估栓塞的精确范围、是否累及肠管以及具体部位，甚至解决是否有肠缺血、肠坏死等问题。肠系膜上动、静脉栓塞疾病的发生率低，且由于症状和体征分离，以及对该病的认识不全面，容易造成误诊、漏诊，因此工作中面对此类患者时要全面了解患者病史、临床症状和体征，在排除常见急腹症后，要想到该病的可能性。CTA 三维重建可清楚显示肠系膜上动、静脉内栓子，多种重组方式可见栓子大小、栓塞程度和栓塞范围，可以为临床提供准确的信息。

第五章

孤立性肠系膜上动脉夹层

---

ooo **案例分析** ooo

病例一

【病例资料】

1. 现病史

患者李××，男，53 岁，无明显诱因腹痛 1 周，呈持续性，无放射痛，疼痛尚可耐受，长期坐车或步行后加重，休息后缓解不佳，无发热、寒战，无腹胀、腹泻，无恶心、呕吐，无便血及黑便，无排便习惯改变。2021 年 11 月 11 日于榆林市中医医院行 CT 检查，结果显示孤立性肠系膜上动脉夹层，假腔血栓形成，真腔管腔变窄。今为进一步治疗来我院就诊，门诊以"肠系膜上动脉夹层动脉瘤"收入院。自发病以来，患者精神、体力、睡眠可，食欲正常，体重无明显变化，二便正常。

2. 既往史

否认肝炎、结核、疟疾病史，高血压病史 10 年，否认心脏病史，否认糖尿病、脑血管疾病、精神疾病史。否认手术、外伤、输血史，否认食物、药物过敏史。预防接种史不详。

3. 个人史

生于陕西省，久居本地，无吸烟、饮酒史。已婚，配偶健在，子女健在。

4. 家族史

父母已故，兄弟姐妹体健，否认家族性遗传病史。

5. 体格检查

（1）一般查体

体温：36.5℃，呼吸：16 次/分，脉搏：72 次/分，血压：156/100mmHg。表情自然，无迟钝反应，皮肤无黄染。心率：80 次/分，双下肢无水肿，余脊柱、四肢未见异常。病理反射阴性。

（2）专科查体

腹平坦，未见胃肠型及蠕动波，未见腹壁静脉曲张。腹部轻度压痛，无反跳痛，无肌紧张，Murphy 氏征阴性。全腹未扪及包块，肝脾肋下未及，肝肾区无叩击痛，腹部移动性浊音阴性。听诊肠鸣音正常。

6. 实验室检查

（1）血常规

WBC：7.64×10^9/L，RBC：4.95×10^{12}/L，PLT：289×10^9/L，Hb：162g/L。

（2）尿常规　镜检未见红细胞。

（3）凝血

活化部分凝血活酶时间（APTT）：27.90s

凝血酶原时间（PT）：10.70s

纤维蛋白原含量：0.62 g/L

凝血酶时间（TT）：17.50 s

凝血酶原活动度：101.10%

纤维蛋白原降解产物（血浆）：1.93μg/ml

PT 国际标准化比值（INR）：0.94

D-二聚体：0.82mg/L

（4）肝肾功

AST：1410U/L，ALT：31U/L；总胆红素 9.6μmol/L，间接胆红素 6.2μmol/L；直接胆红素3.4μmol/L，尿素 3.63mmol/L，肌酐 66μmol/L，白蛋白 40.3g/L。

（5）血清淀粉酶　68U/L。

（6）肝炎检测　阴性。

【初步诊断】

根据患者目前病情，初步考虑：

1. 肠系膜上动脉夹层动脉瘤。

2. 肠系膜上动脉栓塞。

3. 急性出血坏死性结肠炎。

【影像检查及目的】

1. 立位腹部平片

了解是否有气液平面及膈下游离气体，有无肠管扩张梗阻。

2. 腹部平扫及增强 CT

判断有无胰腺炎、阑尾炎、胆囊结石、肾及输尿管结石、肠梗阻或肿瘤；明确病变部位及性质，与周围脏器关系，是否为血管源性病变；排除腹腔动脉夹层及动脉、静脉血栓等。

3. 腹部超声

观察有无胆道结石、胆管梗阻、肾结石、胰腺炎及阑尾炎改变，同时排除有无腹腔血管性病变。

【影像检查及分析】

1. 影像检查

（1）立位腹部平片（图 5 - 1）

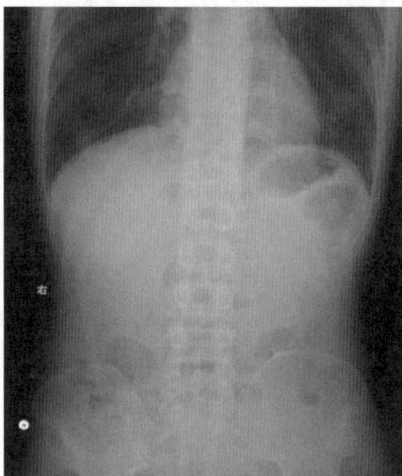

图 5 - 1

（2）CT 平扫及增强扫描、三维重建（图 5 - 2 ~ 5 - 5）

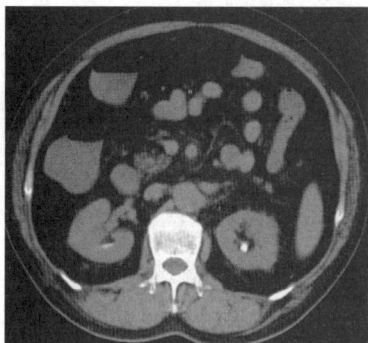

图 5-2

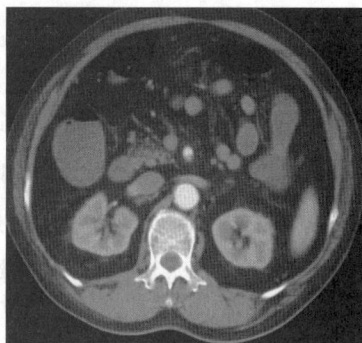

图 5-3

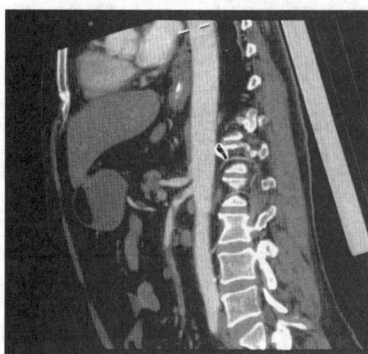

图 5-4

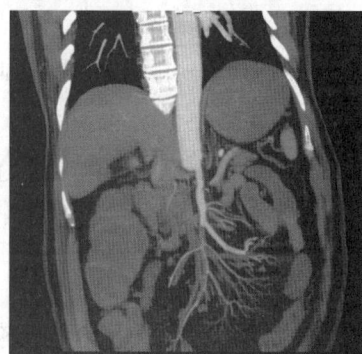

图 5-5

2. 阅片

立位腹部平片：未见膈下游离气体，中下腹少许肠管积气，未见明显扩张及气液平，肝肾区未见异常密度（图 5-1）。

CT：肠系膜上动脉平扫未见异常密度，周围脂肪间隙略模糊，增强扫描及三维重建示肠系膜上动脉内见弧形低密度分隔，使肠系膜上动脉管腔分为真假两腔，假腔大部分未见造影剂充盈，腹盆腔小肠未见明显扩张，部分结肠积气，未见气液平（图 5-2～5-5）。

3. 影像诊断

孤立性肠系膜上动脉夹层。

4. 诊断依据

（1）患者老年男性，高血压病史，中上腹疼痛，进行性加重，有压痛，无腹胀、恶心呕吐。无发热、腹泻，实验室检查阴性。

（2）立位腹部平片未见明显异常；CT 示肠系膜上动脉近段以远内见弧形分隔，形成真假两腔，假腔大部分造影剂未充盈，未见明显肠管扩张及管壁异常强化。

5. 鉴别诊断

（1）肠系膜上动脉栓塞 肠系膜上动脉栓塞突发完全性肠系膜上动脉闭塞见于栓塞而非血栓形成，大多数栓子来自心血管源性，以房颤患者的心房血栓脱落多见，也可见于心内膜炎赘生物、主动脉动脉硬化斑块或者附壁血栓等脱落。栓子可以堵塞动脉主干，也可停留于动脉分叉近端。栓子最初的影响是使动脉远端分支发生痉挛，这种痉挛加上动脉主干闭塞通常迅速导致急剧重度缺血。栓塞后数小时闭塞远端可继发血栓形成。

（2）急性出血坏死性结肠炎 主要累及空肠和回肠。突然腹痛，明显而持续，多位于脐周部，呈阵发性绞痛，血便，特别是呈腥臭味和洗肉水样便为主要特征，但无明显黏液便，无里急后重，多伴恶心呕吐、腹胀、发热以及全身中毒症状。电子结肠镜检查见肠腔内大量的新鲜血液，可见回盲瓣口有血液涌出，但未见出血病灶，腹部平片可见肠麻痹和轻度肠扩张。

【手术及病理】

DSA（数字减影血管造影）显示肠系膜上动脉可见真假两腔，假腔小，分支血管显影缓慢，局部未充盈血栓，行经皮肠系膜上动脉夹层动脉瘤栓塞术后，病情好转。

【最终诊断】

孤立性肠系膜上动脉夹层。

【经验总结】

1. 孤立性肠系膜上动脉夹层（isolated superior mesenteric artery dissection，ISMAD）是一种少见的肠系膜血管疾病，临床表现隐匿，以往确诊病例数较少，随着影像技术飞速发展，检出率明显提高，临床医生的认识不断增加。最常见症状为腹部不适、餐后腹痛等，严重时可能出现肠道缺血性坏死、夹层动脉瘤破裂等情况，危及生命。目前文献报道，吸烟和高血压与ISMAD发病相关。

2. 影像学检查。普通X线立位腹部平片多无异常表现，腹部CT平扫可显示一些间接改变，如肠系膜上动脉变形增粗，密度不均，周围脂肪间隙模糊，重者出现肠管扩张积液积气等，可为临床提供一定鉴别诊断，但最终诊断需结合CT

增强扫描。增强扫描可显示腹部大血管及分支情况，鉴别有无血管畸形、夹层等，因此临床医生需要充分认识该病，合理选用不同影像学检查方法。

3. 此例患者CT平扫未见明显异常发现，且依据图像排除了梗阻或绞窄性病变、炎症性疾病、消化道穿孔及异物、腹腔脏器破裂出血性疾病等，但临床症状显著，定位中上腹，因此有必要提示临床进一步行增强扫描以排除血管性病变。

病例二

【病例资料】

1. 简述

患者尤××，男，54岁，4天前无明显诱因突发腹部疼痛不适，以脐周为著，为持续性绞痛，无明显放射痛，伴恶心、呕吐，呕吐物为胃内容物，无腹胀、腹泻、发热等，于当地医院就诊。考虑肠梗阻，给胃肠减压、灌肠、补液对症等处理后，腹痛有所减轻。为明确病因急来我院就诊。

2. 既往史

否认肝炎、结核等传染病史，否认高血压、糖尿病病史，否认手术、外伤史。否认输血史，否认食物、药物过敏史。预防接种史不详。

3. 个人史

生于陕西省，久居本地，无疫区、疫情、疫水接触史，吸烟20年，平均40支/日，未戒烟。配偶健在，子女健在。

4. 家族史

父亲已故，兄弟姐妹健在，否认家族性遗传病史。

5. 体格检查

（1）一般查体

体温：36.7℃，脉搏：80次/分，呼吸：20次/分，血压：103/70mmHg。发育正常，营养中等，急性面容，表情痛苦，自主体位，神志清楚，查体合作。全身皮肤黏膜未发现黄染，无皮疹、皮下出血、皮下结节、瘢痕，无肝掌、蜘蛛痣。全身浅表淋巴结未触及异常肿大。头颅无畸形、眼睑无水肿，睑结膜未见异常，巩膜未见黄染，瞳孔等大同圆，对光反射灵敏，外耳道无溢液，乳突区无压痛。齿龈未见异常，口腔黏膜未见异常，扁桃体未见肿大。颈软，对称，无抵抗，颈动脉搏动未及异常，颈静脉未见怒张。气管居中，甲状腺无肿大，无压痛、震颤、血管杂音。胸廓两侧对称，胸骨无压痛。呼吸动度双侧对称一致。双肺叩诊清音，双肺呼吸音清晰，肺双侧未闻及干、湿性啰音。未闻及胸膜摩擦音。心前区无隆起，心尖搏动未见异常，叩诊心浊音界无扩大，心律齐，心率80次/分，各瓣膜听诊区未闻及病理性杂音，未闻及心包摩擦音。腹部情况详见专科查体。肛门、生殖器未查。脊柱无畸形，正常生理弯曲，四肢活动自如，双下肢无浮肿，无静脉曲张，未见杵状指。四肢肌力、肌张力未见异常，双侧肱二头肌、肱三头肌、膝、跟腱反射未见异常。双侧 Babinski 征阴性，Hoffmann 征阴性。

（2）专科查体

腹平坦，未见腹壁静脉曲张，未见胃型蠕动波，未见肠蠕动波。腹肌柔软，全腹压痛阳性，反跳痛可疑，未触及包块，肝脏肋下未触及，脾脏肋下未触及，Murphy 氏征阴性。肝脾区无叩击痛，腹部移动性浊音阴性。肠鸣音未见异常。

6. 实验室检查

（1）血常规

WBC：16×10^9/L，N%：95%，RBC：6.2×10^{12}/L，Hb：132g/L，PLT：151×10^9/L。

（2）尿常规　镜检未见红细胞，隐血试验（－）。

（3）肝肾功、离子

ALT：22 U/L，AST：19 U/L，总胆红素（TBIL）：13.7μmol/L，直接胆红素（DBIL）：4.8μmol/L，间接胆红素（IBIL）：8.9μmol/L；总蛋白（TP）：71.7g/L，白蛋白（ALB）：40.3g/L；钾：3.70 mmol/L，钠：139.2 mmol/L，氯：101.9mmol/L，余各项未见明显异常。

（4）血清淀粉酶　50U/L。

（5）肝炎检测　阴性。

（6）肿瘤标志物　无异常。

【初步诊断】

根据患者目前病情，初步考虑：

1.肠系膜血管性病变。

2.急性胰腺炎。

3.消化道穿孔待排。

【影像检查及目的】

1. 立位腹部平片

了解是否有气液平及膈下游离气体，明确梗阻部位。

2. 腹部平扫及增强 CT

判断有无肠梗阻、急性胰腺炎、急性腹膜炎、肿瘤或其他病变；明确病变部位及性质、与周围脏器关系，是否为血管源性病变；排除腹腔动脉夹层及动脉、静脉血栓等。

3. 腹部超声

【影像检查及分析】

1. 影像检查

（1）立位腹部平片（图 5-6）

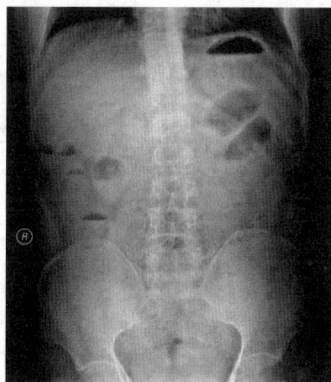

图 5-6

（2）腹部 CT 增强及三维重建（图 5-7~5-10）

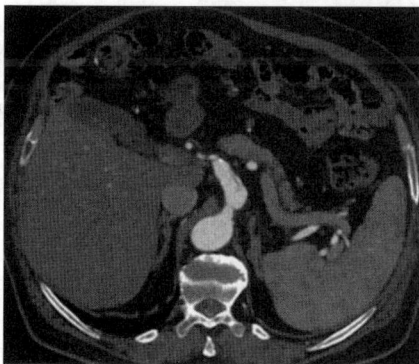

图 5-7

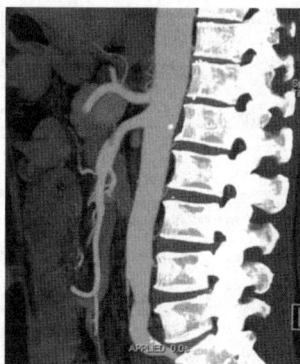

图 5-8

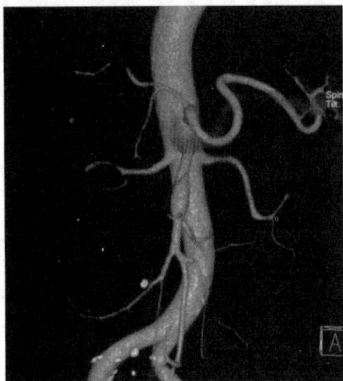

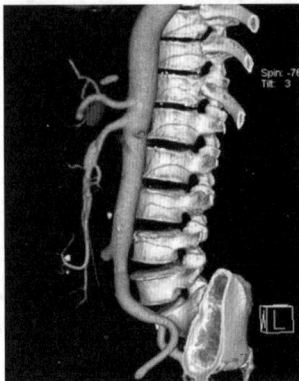

图5-9   图5-10

2. 阅片

立位腹部平片：双膈下未见游离气体影；结肠走行区肠管积气影，并见数个气液平面（图5-6）。

CT增强及三维重建：肠系膜上动脉可见两腔，较大腔血栓形成，真腔重度受压狭窄；左侧两支分支动脉全程可见内膜片撕裂受累及真腔重度狭窄。右下侧回结肠动脉也可见两腔，致空肠大部分及回肠全程广泛扩张，肠壁肿胀增厚（图5-7~5-10）。

腹部彩超：肝大小正常，脂肪肝（轻度）；胆囊大，胆囊结石；腹腔肠管略扩张。

3. 影像诊断

孤立性肠系膜上动脉夹层。

4. 诊断依据

（1）患者中年男性，急性起病，腹部疼痛不适4天。

（2）腹平坦，未见腹壁静脉曲张，未见胃型蠕动波，未见肠蠕动波。腹肌轻度肌紧张，全腹压痛、反跳痛阳性，未触及包块，肝脏肋下未触及，脾脏肋下未触及，Murphy氏征阴性，肝脾区无叩击痛，腹部移动性浊音阴性。肠鸣音未见异常。

（3）CT示肠系膜上动脉可见真假两腔，假腔内血栓形成。腹盆腔肠管扩张，肠壁肿胀增厚。立位腹部平片示腹部结肠略积气，并见数个气液平面。

5. 鉴别诊断

（1）急性胰腺炎　多于暴饮暴食、大量饮酒后发作，腹痛位于脐周、左上腹，可向腰背部放射；实验室检查可发现血、尿淀粉酶和血清脂肪酶增高；腹部

CT可见胰腺肿胀，胰周渗出、积液，甚至胰腺坏死灶等。

（2）消化性溃疡穿孔 突发上腹部剧烈腹痛，迅速蔓延至全腹，查体腹部腹膜炎体征，叩诊肝浊音界缩小，腹部立位片可见膈下游离气体。

（3）急性阑尾炎 多有转移性右下腹痛病史，查体以右下腹麦氏点压痛为著，可有反跳痛。

【手术及病理】

手术：患者在全麻下行剖腹探查术＋小肠切除术＋小肠自体移植术。患者仰卧，全麻插管后，消毒铺巾，贴手术膜。取中腹部正中切口，长约20cm，依次切开腹壁各层，进入腹腔。

手术探查：腹腔无腹水，肝脏大小、颜色正常，表面未触及异常；胆囊大小约9cm×3cm，壁光滑，可扪及结石块；胃、脾未见异常，小肠色暗红，慢性缺血表现，于横结肠上缘打开胃结肠韧带，分离出肠系膜上动、静脉，见肠系膜上动脉自胰腺钩突向远端囊性扩张，长度约5cm，肠系膜上静脉未见异常。术中诊断为肠缺血性疾病肠系膜上动脉夹层，决定行"自体小肠移植术"。

病理：小肠黏膜呈急性缺血坏死改变，多发溃疡形成，肠壁全层呈充血改变，肠系膜动脉内可见血栓形成，化脓性腹膜炎。

【最终诊断】

肠系膜上动脉夹层。

【经验总结】

ISMAD是少见的肠系膜血管疾病，临床表现多不典型，随着临床医生认识水平的不断提高，诊断率提高，其影像诊断对临床确诊意义重大。超声检查多由于急诊患者肠管扩张积气，观察受限，且受检查者经验技术影响。以往腹部平片仅能作为排除性诊断检查方法，CT增强扫描是比较明确的诊断方法。本例患者临床接诊医生经验丰富，合理及时选择CT增强扫描有利于疾病早期诊断。

对于无症状ISMAD患者，保守治疗是非常安全的。对于症状性ISMAD患者，虽然保守治疗能有效缓解症状，其长期疗效不够理想，需随时观察患者体征变化。保守治疗后持续腹痛、夹层动脉瘤破裂和怀疑肠道缺血坏死时，可行腔内治疗手术。

影像与临床整合分析

一、 病因

ISMAD 的发病可能与遗传因素有关，但缺乏直接证据。虽然有研究显示高血压和吸烟可能与 ISMAD 有关，但仍存在争议。有学者推测马凡（Marfan）综合征、埃莱尔当洛（EhlersDanlos）综合征等遗传性疾病可能与 ISMAD 有关，但临床证据不足，由于绝大多数病例未进行病理检查，因此，ISMAD 的病因目前还不明确。

有学者提出"剪切应力损伤"学说，即肠系膜上动脉（SMA）起始段走行于胰腺后方，并被周围组织包裹，位置相对固定，而远端则向下弯折走行于肠系膜内，二者移行部位弯曲程度大，且可随体位和活动出现相对位移。计算机模拟血流动力学研究显示 SMA 弯曲部位前壁由于血流方向突然改变而承受异常应力，产生的剪切应力损伤血管内膜，导致夹层的发生。另外，有报道 SMA 腹主动脉夹角是该病的独立危险因素，随着 SMA 腹主动脉夹角的增大，从腹主动脉进入 SMA 的血流对其弯曲部位前壁的冲击力也逐渐增大，导致 SMA 弯曲部位前壁内膜下的剪切应力逐渐增大，增加了内膜撕裂的概率，致使 ISMAD 发病风险增高。

二、 临床表现

主要表现为腹痛。无特异性症状的患者中，约 91% 表现为腹痛，通常为突发中上腹疼痛，多为隐痛，少数可表现为剧痛；有些患者可伴有恶心、呕吐、腹泻、血便等。

三、 实验室检查

可表现为白细胞、中性粒细胞百分比、C 反应蛋白等炎症相关指标升高，但特异度和灵敏度低，无临床诊断价值。

四、 影像检查及影像学特征

CTA 不但可以显示 SMA 病变，还可以观察腹腔其他脏器病变，因此，CTA 最常用于 ISMAD 患者的筛查。此外，对于超声怀疑或诊断为 ISMAD 的患者，也应进行 CTA 检查以明确诊断。CTA 的影像学特征有直接征象和间接征象。

（1）直接征象　SMA 呈双腔影，见内膜片，假腔呈"新月形"包绕真腔。假腔内血栓形成者"新月形"为低密度影。假腔内未形成血栓者，"新月形"与真腔呈等密度影。真假腔之间为内膜片，真腔可不同程度地受压变细，甚至闭塞，部分患者可以观察到假腔的入口和出口，以上直接征象特异度强。夹层破口常位于距 SMA 起始部 1.5~3cm 处，肠系膜上动脉壁内看见半月形结构，可伴有溃疡，与真腔相通。以上可用于 ISMAD 的诊断。

（2）间接征象　肠壁增厚或变薄、肠壁不强化或强化减弱、肠管积气、肠管扩张、肠壁坏死等；SMA 周围脂肪密度增高，间隙模糊；SMA 管径增粗扩张。以上间接征象缺乏特异度，不能单独用于 ISMAD 的诊断。

DSA 不但可以显示假腔及其出入口、真腔的狭窄程度，还可以显示周围侧支循环情况，为进一步判断病情及指导治疗提供参考。当假腔内血栓形成时 DSA 检查无法显示假腔，可出现"假阴性"的结果。DSA 检查时，应行 SMA 正、侧位造影，必要时行斜位造影或三维 DSA，以全面了解 SMA 主干及其分支的受累情况；另外，需要行肝总动脉和肠系膜下动脉造影，了解侧支循环情况。

五、 分型

分型对于指导临床治疗具有重要价值。

1. 日本学者 sakmoto 根据假腔的形态，提出 4 种分型：

Ⅰ型：假腔有入口和出口，血流通畅；

Ⅱ型：假腔有入口无出口，呈囊袋状；

Ⅲ型：假腔形成血栓，伴有龛影；

Ⅳ型：假腔形成血栓，无龛影。

2. 目前推荐使用 Yun 分型，该分型不但简单实用，而且涵盖了绝大多数的 ISMAD，能够有效地指导临床上治疗 ISMAD。

Yun 分型：

Ⅰ型：假腔有入口和出口；

Ⅱ型：假腔有入口无出口（Ⅱa 型假腔无血栓，Ⅱb 型假腔内血栓形成）；

Ⅲ型：肠系膜上动脉（SMA）闭塞。

六、 常见误诊原因及体会

ISMAD 发病率较低，其症状、体征无特异性，常容易发生误诊及漏诊。该病特点有发病急、进展快、腹痛症状重、体征轻、病死率高等，容易误诊为急性胃炎、阑尾炎、尿路结石、恶性肿瘤等。CTA 是诊断 ISMAD 最常用的方法，诊断准确性较高，文献报道约 95% 的患者经 CTA 确诊。结合我国的实际情况，推荐使用 CTA 对临床上怀疑为 ISMAD 的患者进行筛查；超声怀疑或诊断为 ISMAD 的患者需进一步行 CTA 检查以明确诊断；需要进行腔内治疗的患者应行 DSA 检查。

临床上对于年龄在 40～60 岁之间，突发剧烈腹痛，有高血压、吸烟及外伤史的男性患者，应该高度怀疑，并做相关检查排除此病。

重点归纳

据文献报道，ISMAD 的发病率为 0.06%，病因尚不明确，多以急性腹痛起病。ISMAD 的诊断主要依靠 CTA。ISMAD 的分型方式较多，推荐使用 Yun 分型。治疗方式有内科保守治疗、腔内治疗和外科手术。应根据患者的症状、体征和影像学分型选择合适的治疗方式。所有患者均应定期随访，尤其是接受支架治疗的患者，应长期随访了解支架的通畅情况。CTA 仍是最常用的影像学随访手段。

典型的 CTA 表现为 SMA 呈双腔影，假腔呈"新月形"包绕真腔，假腔内血栓形成者"新月形"为低密度影，假腔内未形成血栓者，"新月形"与真腔呈等密度影。真假腔之间为内膜片，真腔可不同程度地受压变细，甚至闭塞，部分患者可以观察到假腔的入口和出口。

CT 扫描及注意事项：重点观察扩张的 SMA 主干，并测量最宽处直径，大于 9mm 为扩张；SMA 管壁的钙化，管壁呈弧形高密度征，周围脂肪密度增高、模糊；肠壁水肿，腹腔血肿。

除本章两个病例中提到的鉴别诊断，还需要和以下病变鉴别：①SMA 动脉瘤，常呈梭形或局限性扩张，直径超过 15mm，动脉周围脂肪间隙清晰，而 ISMAD 呈节段性扩张，累及范围较长，管壁常常呈高密度，脂肪间隙模糊；②血管炎，多见于年轻患者，多血管受累，管壁见环形低密度影，部分呈串珠样改变；③动脉粥样硬化，患者年龄多在 45 岁以上，管壁见粥样斑块形成，管腔狭窄。

作为影像科医生，在 ISMAD 的诊断中，需做到心中有数，提高认识，结合临床，合理建议；普通 X 线立位腹部平片及 CT 平扫可鉴别部分急腹症，但对于血管性病变，多仅能显示间接征象，易漏诊；发现一些 CT 平扫间接征象时，不能放松警惕，需建议行增强扫描排除血管性病变，利于临床最终正确诊断。

第六章

▶ 肠 梗 阻

◦◦◦ **案例分析** ◦◦◦

病例一

【病例资料】

1. 现病史

患者杜××，男，78 岁，患者一周前进食后出现腹痛、腹胀，呈绞窄样痛，间断发作，伴恶心、呕吐，呕吐物为胃内容物及胆汁，进食后加重，停止排气排便，无发热、腹泻。

2. 既往史

既往体健，否认肝炎、结核等传染病史，否认手术、外伤史，无高血压、糖尿病、冠心病病史。无药物过敏史。预防接种随当地进行。

3. 个人史

已婚，无冶游史，无疫情、疫水接触史。吸烟 30 年，喜饮酒。

4. 家族史

父母健在，兄弟姐妹体健。

5. 体格检查

（1）一般查体

体温：36.5℃，呼吸：18 次／分，脉搏：75 次／分，血压：126/96mmHg。表情淡漠，反应迟钝，消瘦、营养差，皮肤无黄染。心率：78 次／分，双下肢无水肿，余脊柱、四肢未见异常。病理反射阴性。

（2）专科查体

腹膨隆，腹部压痛阳性，未见腹壁静脉曲张，未见胃型蠕动波，未见肠蠕动波。无反跳痛及腹部包块，腹肌无紧张，肝脏肋下未触及，脾脏肋下未触及，Murphy 征阴性。肝脾区无叩击痛，腹部移动性浊音阴性。肠鸣音弱，可闻及气过水声。

6. 实验室检查

（1）血常规

WBC：10.42×10^9/L，N%：60.7%，RBC：4.57×10^{12}/L，Hb：90g/L，PLT：194×10^9/L。

（2）尿常规　镜检未见红细胞，隐血试验（＋＋）。

（3）尿 HCG　阴性。

（4）凝血

活化部分凝血活酶时间（APTT）：48.6s

凝血酶原时间（PT）：17.4s

纤维蛋白原含量（FIB）：3.5g/L

凝血酶时间（TT）：17.6s

PT 国际标准化比值（INR）：0.2

（5）肝肾功、离子

ALT：32U/L，AST：31U/L，总胆红素（TBIL）：17.4μmol/L，直接胆红素（DBIL）：1.2μmol/L，间接胆红素（IBIL）：10.02μmol/L；总蛋白（TP）：50.4g/L，白蛋白（ALB）：34.6 g/L；钠：126.2mmol/L，氯：87.6mmol/L，钾：4.5mmol/L，总钙：2.1mmol/L，二氧化碳：20.7mmol/L，余各项无明显异常。

（6）血清淀粉酶　35U/L。

（7）肝炎检测　阴性。

【初步诊断】

根据患者目前病情，初步考虑：

1. 急性小肠梗阻。

2. 急性腹膜炎。

3. 主动脉夹层待排。

【影像检查及目的】

1. 立位腹部平片

了解是否有气液平及膈下游离气体，明确梗阻部位。

2. 腹部平扫及增强 CT

判断有无肠梗阻或肿瘤；明确病变部位及性质，与周围脏器关系，是否为血管源性病变；排除腹腔动脉夹层及动、静脉血栓等。

3. 心脏及腹部超声

【影像检查及分析】

1. 影像检查

（1）立位腹部平片（图6-1）

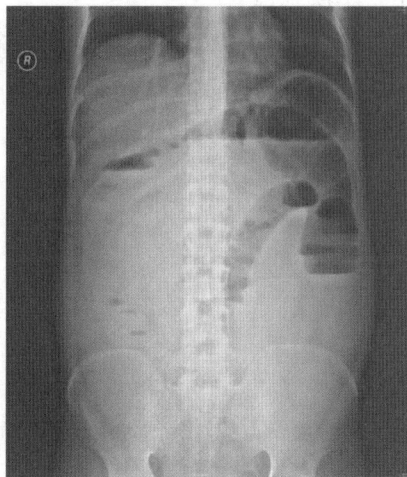

图6-1

（2）CT 增强扫描（图6-2~6-5）

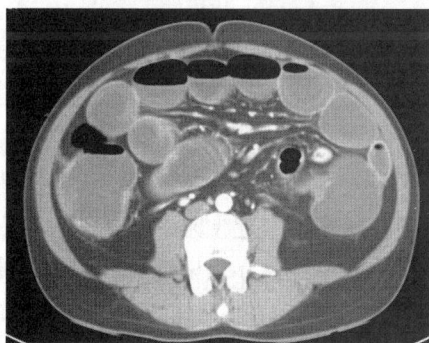

图6-2

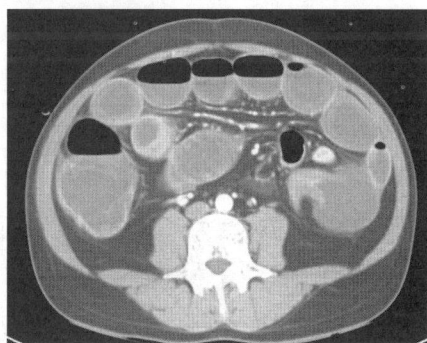

图6-3

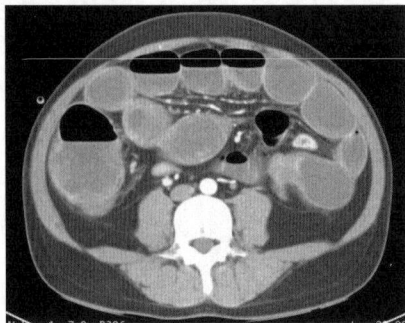

图6-4

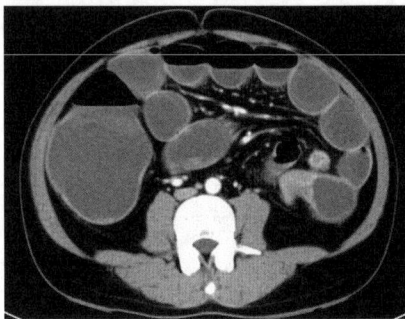

图6-5

2. 阅片

立位腹部平片：腹部可见多发宽大气液平面，未见膈下游离气体，肠管扩张明显，梗阻平面位于降结肠中段（图6-1）。

CT：降结肠中段可见不规则软组织肿块影，肠壁僵硬、毛糙，局部肠壁增厚，肠腔明显不规则狭窄、梗阻，致以上结肠及小肠肠管明显扩张，增强扫描肿块不均匀明显强化（图6-2～6-5）。

腹部彩超：肝胆胰脾、双肾图像未见异常。

心脏彩超：未见异常。

3. 影像诊断

降结肠恶性肿瘤，伴肠梗阻。

4. 诊断依据

（1）患者老年男性，腹痛、腹胀，呈绞窄样痛，间伴恶心、呕吐，停止排气排便，消瘦、贫血，大便潜血阳性。

（2）立位腹部平片示肠管扩张明显，可见多发阶梯样气液平；CT示降结肠中段不规则软组织肿块影，肠壁僵硬，肠腔狭窄明显，增强扫描可见不均匀明显强化。

5. 鉴别诊断

（1）粪块梗阻　多见于老年人，由长时间便秘导致大便不畅引起。炎症性疾病、溃疡性结肠炎，大多有炎症刺激而导致肠腔狭窄，引起梗阻。

（2）胃、十二指肠溃疡穿孔　患者一般既往有慢性消化性溃疡病史，且呈季节性发作和规律性疼痛，腹膜刺激征也更为明显。立位腹部平片及CT可见膈下游离气体，对鉴别诊断有较大帮助。

（3）**肾及输尿管结石** 患者腹痛性质为突发绞痛，尿常规可见红细胞。腹部立位平片及CT可发现肾盂、肾盏及输尿管走行区可见高密度影，伴肾积水、输尿管扩张。

（4）**肠套叠** B超可见典型同心圆征，CT可见靶环征或腊肠征。突发腹痛，呈持续性，发病时腹痛剧烈。

（5）**其他** 主动脉夹层、急性胰腺炎、急性肠坏死、宫外孕、乙状结肠扭转、卵巢囊肿蒂扭转、梅克尔憩室炎、肠伤寒穿孔等，亦需进行临床鉴别。

【手术及病理】

手术探查：降结肠可见大小约3cm×3cm质硬包块，导致降结肠狭窄，横结肠、升结肠、回肠、空肠广泛扩张水肿，术中诊断为降结肠肿瘤伴梗阻。

病理：结肠腺癌。

【最终诊断】

结肠腺癌致肠梗阻（根据手术探查结果及病理所得最终诊断）。

【经验总结】

1.肠梗阻是一种常见的临床急腹症，非常容易与众多急腹症混淆，造成误诊。此病例立位腹部平片显示小肠明显扩张，大于3cm，可见宽大气液平，符合小肠梗阻的表现，容易误诊，给临床提供错误信息。经过CT平扫及增强，升结肠可见软组织肿块影，肠壁不规则增厚、狭窄，增强CT示强化呈富供血，动脉期强化明显，静脉期迅速廓清，符合恶性肿瘤快进快出表现，而且显示肿块完全堵塞升结肠，致以上肠管梗阻。CT平扫及增强定位、定性准确，排除了腹腔其他病变。

2.对于肠梗阻，病史及查体等是诊断的重要依据，一定要做到临床与影像有机统一，不能抛开临床只注重影像诊断。

3.在肠梗阻诊断过程中应该快速判断以下问题：①有无肠梗阻；②是单纯性还是绞窄性；③有无血运障碍；④是高位还是低位梗阻；⑤是完全性还是不完全性梗阻；⑥引起梗阻的原因是什么。

4.对于绞窄性肠梗阻，因为其特别凶险，病情变化快，死亡率高，在术前充分准备的前提下，应该尽早手术治疗。

病例二

【病例资料】

1. 现病史

患者张××，女，35岁，突发腹痛、腹胀1天，呈持续性，逐渐加重，伴呃逆，肛门停止排气排便，伴发热，未进食，收住我院治疗。

2. 既往史

既往体健，无高血压、冠心病、糖尿病病史，无肝炎、疟疾、结核等传染病史。无手术、外伤、输血史，无食物、药物过敏史。预防接种随当地进行。

3. 个人史

已婚，月经规律，无冶游史，无疫情、疫水接触史。二子一女均健康。

4. 家族史

母亲已逝，死因不详；父亲健在；兄弟姐妹体健。

5. 体格检查

（1）一般查体

体温：37.5℃，呼吸：20次/分，脉搏：101次/分，血压：109/77mmHg。神志欠清，发育正常，营养正常，睑结膜红润，皮肤无黄染。心率：101次/分，余心肺听诊无异常。双下肢无水肿，余脊柱、四肢未见异常。病理反射阴性。

（2）专科查体

腹壁紧张，腹部稍膨隆，未见胃肠型及蠕动波，腹壁静脉无曲张。全腹压痛明显，伴反跳痛，Murphy征阴性。全腹未触及包块，腹部移动性浊音阴性。肠鸣音亢进。

6. 实验室检查

（1）血常规

WBC：21.26×10^9/L，N%：93.3%，RBC：6.44×10^{12}/L，Hb：108g/L，PLT：166×10^9/L。

（2）尿常规　镜检未见红细胞，隐血试验（−）。

（3）肝肾功、离子

ALT：22 U/L，AST：19 U/L，总胆红素（TBIL）：6.8μmol/L，直接胆红素（DBIL）：2.0μmol/L，间接胆红素（IBIL）：4.8μmol/L；总蛋白（TP）：58g/L，

白蛋白（ALB）：31.3 g/L；钾：3.70 mmol/L，钠：136.2 mmol/L，氯：95mmol/L，余各项无明显异常。

（4）血清淀粉酶 32U/L。

（5）肝炎检测 阴性。

（6）肿瘤标志物 无异常。

【初步诊断】

根据患者目前病情，初步考虑：

1. 急性肠梗阻。

2. 急性腹膜炎。

3. 急性胰腺炎待排。

【影像检查及目的】

1. 立位腹部平片

了解是否有气液平及膈下游离气体，能够明确梗阻部位。

2. 腹部平扫及增强 CT

判断有无肠梗阻、急性胰腺炎、急性腹膜炎、肿瘤或其他病变；明确病变部位及性质，与周围脏器关系，是否为血管源性病变；排除腹腔动脉夹层及动脉、静脉血栓等。

3. 心脏及腹部超声

【影像检查及分析】

1. 影像检查

（1）立位腹部平片（图6-6）

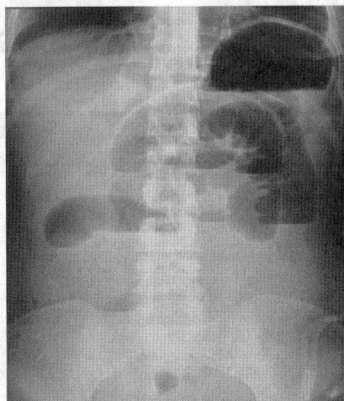

图6-6

（2）CT 增强扫描（图 6 - 7 ~ 6 - 18）

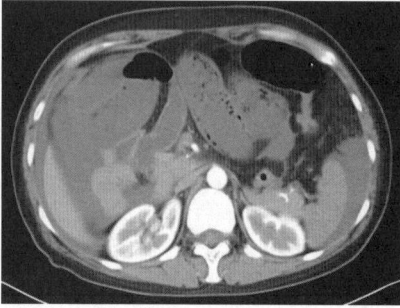

图 6 - 7

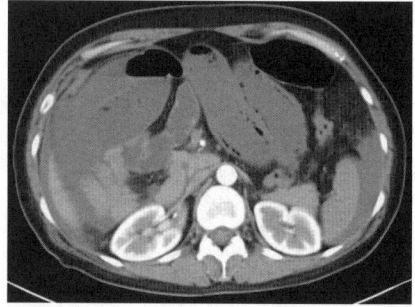

图 6 - 8

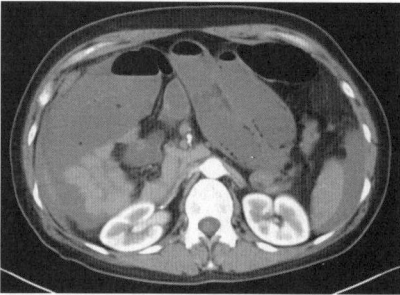

图 6 - 9

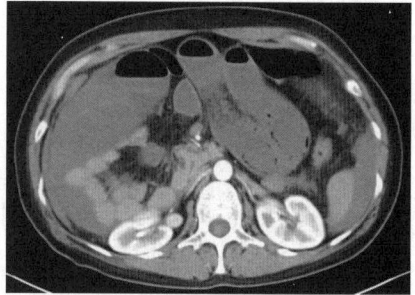

图 6 - 10

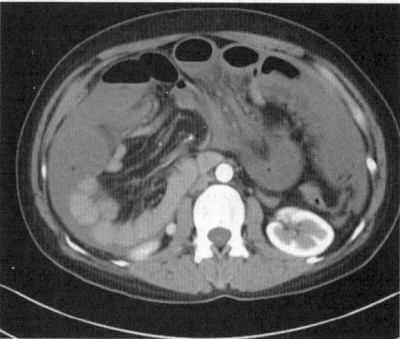

图 6 - 11

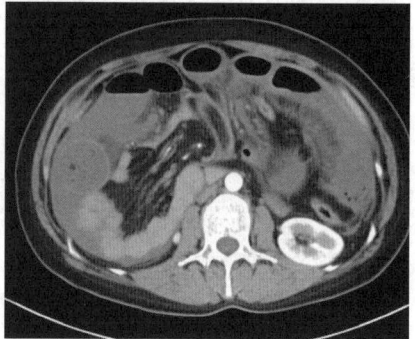

图 6 - 12

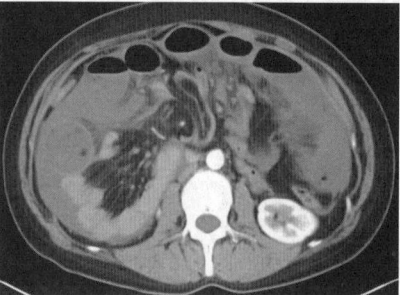

图 6 - 13

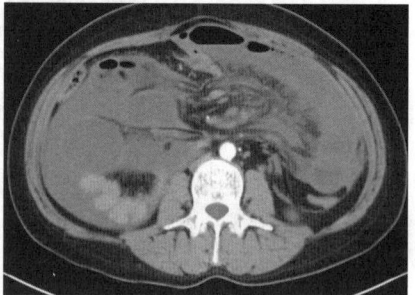

图 6 - 14

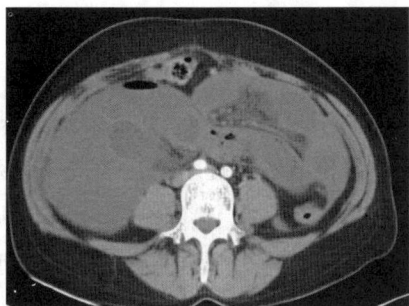

图 6 – 15

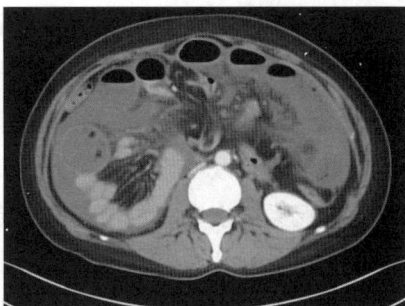

图 6 – 16

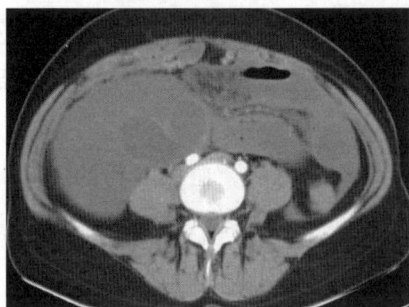

图 6 – 17

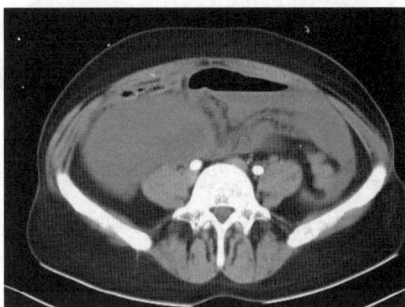

图 6 – 18

2. 阅片

立位腹部平片：中上腹多发气液平面，肠管明显扩张，胃内大量滞留（图 6 – 6），考虑肠梗阻。

增强 CT：结肠明显受压，可见疝囊形成（图 6 – 15 ~ 6 – 17）。可见腹水征（图 6 – 18）。小肠明显扩张，可见多发气液平面，肠壁明显增厚，肠系膜水肿，肠系膜上动脉及静脉狭窄，末端分支未见显影，可疑闭塞。小肠肠壁积气征（图 6 – 7、6 – 8）；可见咖啡豆征（图 6 – 9、6 – 10），增强扫描肠管强化明显减弱；升结肠及系膜受压前移，可见梳征（图 6 – 11 ~ 6 – 13）；小肠明显狭窄，可见鸟嘴征（图 6 – 14）。

腹部彩超：肝胆胰脾、双肾图像未见异常。

心脏彩超：未见异常。

3. 影像诊断

急性绞窄性小肠梗阻可能性大；急性腹膜炎。

4. 诊断依据

（1）患者中年女性，起病急，病程短，突发腹痛，持续性，逐渐加重，腹痛剧烈，发热，伴恶心，无呕吐，停止排气排便。

（2）查体腹部压痛、反跳痛，肌紧张，肠鸣音亢进。

（3）CT示盆腔积液，回肠末端呈鸟嘴样狭窄，以上回肠明显扩张、积液，部分呈袋状疝囊样改变，增强扫描病变处肠壁强化减低，提示缺血改变，肠系膜水肿明显；肠系膜上动脉主干末端管腔重度狭窄，肠系膜上静脉末端属支未见显影，可疑闭塞。立位腹部平片示腹部多发气液平面，考虑肠梗阻。腹部彩超肝胆胰脾、双肾图像未见异常。心脏彩超未见异常。

5.鉴别诊断

（1）胃、十二指肠溃疡穿孔　既往有慢性消化性溃疡病史，且呈季节性发作和规律性疼痛。患者的腹壁肌紧张和肠鸣音消失等腹膜刺激征更为明显。腹部立位平片及CT可见有膈下游离气体。

（2）急性胰腺炎　急性腹痛、发热，伴恶心、呕吐，血尿淀粉酶增高。CT示胰腺体积弥漫性增大，密度不均匀，轮廓模糊，周围渗出明显。血清和腹腔穿刺淀粉酶升高明显。

（3）肾及输尿管结石　患者腹痛性质为突发绞痛，尿常规可见红细胞。腹部立位平片及CT可发现肾盂、肾盏及输尿管走行区高密度影，伴肾积水、输尿管扩张。

（4）急性胆囊炎　右上腹压痛，Murphy征阳性。CT示胆囊增大，壁弥漫性增厚，多数可见结石影。

（5）其他　主动脉夹层、急性胆管炎、急性阑尾炎、宫外孕、乙状结肠扭转、卵巢囊肿蒂扭转、梅克尔憩室炎、肠伤寒穿孔等，亦需进行临床鉴别。

【手术及病理】

手术：患者在全麻下行剖腹探查术＋小肠切除术＋肠粘连松解术。探查见腹腔大量血性积液，约1800ml，吸净积液后发现腹腔内有大量坏死肠管且呈黑红色，自屈氏韧带210cm开始小肠疝入腹膜后肠系膜根部至距回盲部10cm，形成巨大疝囊，坏死肠管长度约210cm。术中诊断：肠坏死，肠梗阻，腹内疝。行坏死肠管切除术、肠吻合术。

病理（部分小肠切除标本）：肠壁充血、水肿伴黏膜缺血糜烂坏死，局部化脓性炎，局部肠壁血管内查见混合性血栓。

【手术后诊断】

肠梗阻；肠坏死；腹内疝；急性腹膜炎。

【经验总结】

急性缺血坏死性肠梗阻属于肠梗阻中较凶险的一种，死亡率高，如能尽早手术，绝大部分可得到较好的预后，可避免出现死亡及远期并发症。此例患者发病急，有休克表现，腹部平片示多发气液平面，CT可见鸟嘴征，伴腹内疝，增强扫描局部肠管强化减弱，肠壁增厚，肠壁积气，腹腔大量积液，肠系膜上动、静脉狭窄、闭塞，腹膜炎明显，符合缺血坏死性肠梗阻表现。

病例三

【病例资料】

1. 现病史

患者王××，男，3岁6个月，以腹胀一月余入院。一月余前患者因发热、咳嗽在甘肃当地医院接受口服头孢类抗生素等药物治疗10天（具体不详），期间患者逐渐出现腹胀如鼓，中间有腹泻。继续就诊于当地医院，先后口服乳酸菌素片、多潘立酮、中药，治疗一个月后病情加重。近期患者拒食，无排便。

2. 既往史

既往体健，否认肝炎、结核等传染病史，否认手术、外伤史，无药物过敏史。预防接种随当地进行。

3. 个人史

患者为学龄前儿童，无不良嗜好。

4. 家族史

父母健在。

5. 体格检查

（1）一般查体

体温：39.7℃，呼吸：18次/分，脉搏：96次/分，血压：正常。表情淡漠，反应迟钝，消瘦、营养差，皮肤无黄染。双下肢无水肿，余脊柱、四肢未见异常。病理反射阴性。

（2）专科查体

腹膨隆如鼓，未见腹壁静脉曲张，未见胃型蠕动波，未见肠蠕动波。无反跳痛及腹部包块，腹肌无紧张，肝脏肋下未触及，脾脏肋下无触及，Murphy征阴性。肝脾区无叩击痛，腹部移动性浊音阴性。肠鸣音弱，可闻及气过水声。

6. 实验室检查

（1）血常规

WBC：7.67×10^9/L，N%：60.7%，RBC：5.06×10^{12}/L，Hb：124g/L，PLT：496×10^9/L。

（2）尿常规　镜检未见红细胞，隐血试验（-）。

（3）尿 HCG　阴性。

（4）PPD 实验　24、48、72 小时均阴性。免疫组化：HP（-），EBER（原位杂交）（-），特殊染色结构显示抗酸（-），结核感染 T 细胞检测阳性。

（5）肝肾功、离子、心肌酶大致正常。

（6）血糖　空腹血糖（GLU）2.86mmol/L。

（7）肝炎检测　阴性。

7. 其他检查

（1）胃肠镜检查

胃镜结果：慢性浅表性胃炎。

结肠镜结果：结肠炎，横结肠、降结肠、乙状结肠、直肠黏膜广泛淋巴滤泡增生，乙状结肠、直肠黏膜充血。

胃肠镜活检结果：食管、胃体、十二指肠黏膜未见异常，降结肠、乙状结肠黏膜结构未见异常，伴淋巴组织增生。

（2）胸部 CT　双肺多发感染。

（3）外院立位腹部平片　肠胀气。

（4）外院消化道造影　未见异常。

（5）外院钡剂灌肠检查　升结肠、横结肠、降结肠、乙状结肠、直肠未见狭窄及梗阻。

（6）粪便培养阴性。

【初步诊断】

根据患者目前病情，经多家医院专家会诊，初步考虑：

1. 艰难梭菌感染性肠炎并中毒性巨结肠？

2. 支气管炎。

3. 肠梗阻？

4. 肠易激综合征？

5. 肠旋转不良？

6. 胃肠功能紊乱？

【影像检查及目的】

1. 立位腹部平片

了解是否有气液平及膈下游离气体，明确有无肠梗阻。

2. 腹部平扫及增强 CT

判断有无肠梗阻或肿瘤；明确病变部位及性质，与周围脏器关系，是否为血管源性病变。

【影像检查及分析】

1. 影像检查

（1）立位腹部平片（图 6 - 19）及腹部照片（图 6 - 20）

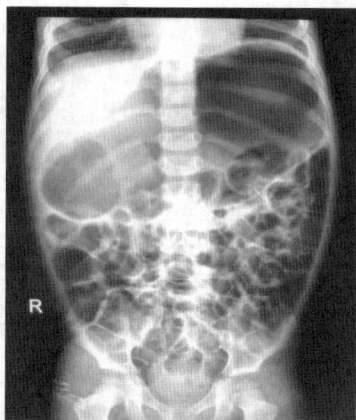

图 6 - 19

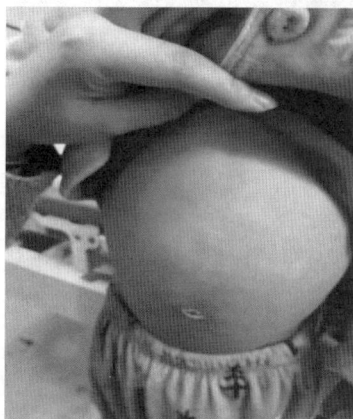

图 6 - 20

图 6 - 20 示患儿腹胀如鼓，肚脐突出，皮下血管清晰可见。

（2）增强 CT 及消化道造影（图 6 - 21 ~ 6 - 28）

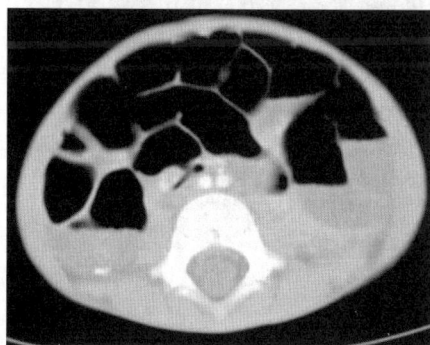

图 6 - 21

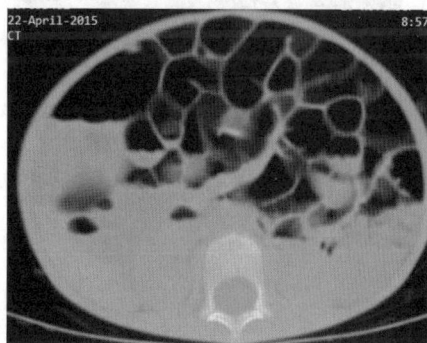

图 6 - 22

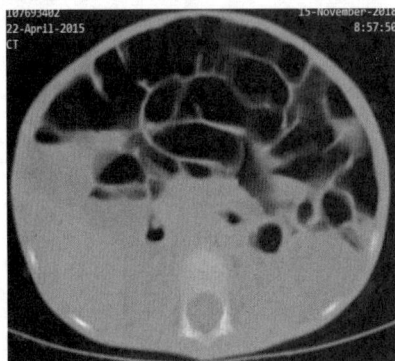

图 6 – 23

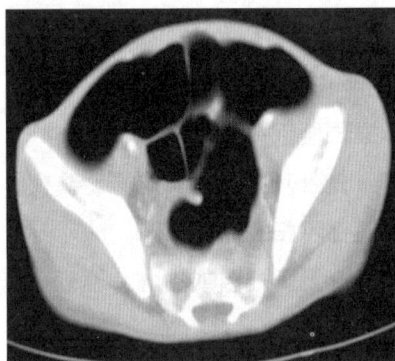

图 6 – 24

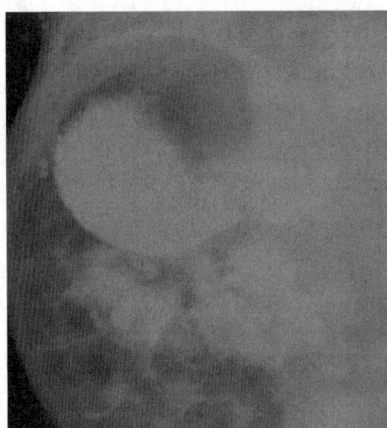

图 6 – 25

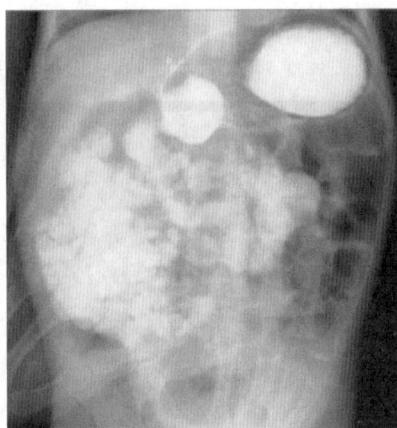

图 6 – 26

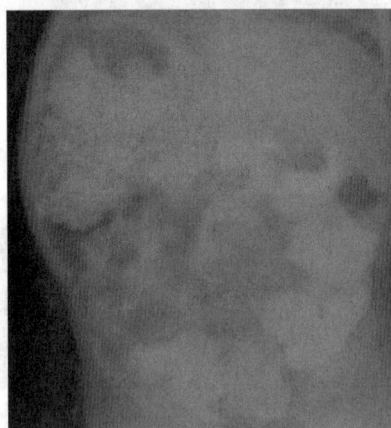

图 6 – 27

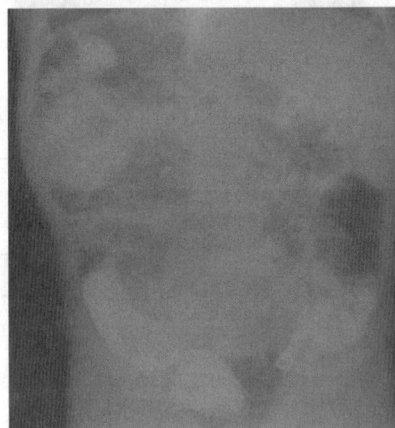

图 6 – 28

2. 阅片

立位腹部平片：胃高度扩张，空肠、回肠、大肠广泛明显扩张，可见多个小液平，未见膈下游离气体（图6-19）。

CT：回肠末段及回盲瓣略增厚，肠道未见明显梗阻点，肠壁强化均匀，盆腔少量积液，肠系膜淋巴结肿大，小肠扩张积气（图6-21~6-24）。

全消化道造影：胃、小肠、大肠明显扩张积气，可见小气液平，食管、胃、小肠蠕动消失，呈扩张状态，造影剂通过缓慢，未见明显狭窄及梗阻点（图6-25~6-28）。

腹部彩超：肝胆胰脾、双肾图像未见异常。

心脏彩超：未见异常。

3. 影像诊断

麻痹性肠梗阻。

4. 诊断依据

（1）患者为学龄前儿童，既往体健，服用头孢类抗生素后腹胀如鼓2月余，伴恶心、呕吐，近期停止排气排便，胃肠外营养。

（2）立位腹部平片示胃、小肠、大肠明显扩张，无膈下游离气体。CT及全消化道造影未见明显梗阻点，无器质性病变，腹部可见多发小气液平，食管、胃、小肠呈扩张状态，蠕动消失。

5. 鉴别诊断

（1）**粪块梗阻**　多见于老年人，由长时间便秘导致大便不畅引起。

（2）**机械性肠梗阻**　X线片可见阶梯状宽大气液平面，腹痛，停止排气排便。

（3）**肠套叠**　多见于婴幼儿，B超可见典型同心圆征，CT可见靶环征或腊肠征。突发腹痛，呈持续性，发病时腹痛剧烈。

（4）**先天性巨结肠**　是小儿常见的先天性疾病，表现为长期便秘、腹胀、呕吐，多数出生后就有便秘，腹部膨大。腹部平片示结肠明显扩张积气，可见肠管大量积粪。钡剂灌肠示近端结肠高度扩张，远端可见狭窄段，移行段位于狭窄段与扩张段之间。

（5）**肠功能紊乱**　胃肠道运动功能及内分泌功能失调，没有器质性病变，表现为功能性腹胀、功能性腹泻、功能性便秘、肠蠕动过快或过慢、腹痛。

【病理】

食管、胃、小肠、结肠黏膜未见异常。

【最终临床诊断】

药物麻痹性肠梗阻。

外院经胃肠减压，灌肠治疗，胃肠外营养治疗，药物治疗，包括甲硝唑、万古霉素、益生菌治疗等，治疗效果不理想。给予患者家属病危通知书。

本院经过诊断和治疗，患者康复。经验总结如下。

【经验总结】

1. 基本情况

本患者系外院病危会诊、协助治疗患者，因患病时间较长，病情复杂，经全国多家医院治疗及会诊，诊断不清，用药不详。我院予以胃镜、肠镜及活检，以及小肠双源 CT、全消化道造影、立位腹部平片、血液生化及大便培养检查，初步诊断为麻痹性肠梗阻。

2. 诊断依据

外院及我院 3 次胃镜、肠镜及活检未见异常；钡剂灌肠大肠未见异常；粪便多次培养未见异常；患儿高度恐惧，拒食，无自主排便，依赖胃肠外营养，长期灌肠及胃肠减压；影像学检查未见明显梗阻点，胃、小肠、大肠明显扩张积气，可见气液平；多种治疗手段无效。以上符合麻痹性肠梗阻表现。

3. 治疗方法

采用精神疗法及物理疗法，包括转移患者注意力、消除恐惧感等，同时在数字化胃肠机引导下，口服造影剂行胃肠道疏通术。患者开始大量自主排气、排便，腹胀消失（图 6 - 29 ~ 6 - 32），当天开始自主进食。经过 3 个月随访，患者恢复正常生活，无复发，期间停止所有药品治疗（北京医疗机构 2 次检测艰难梭菌抗体，结果均阴性）。

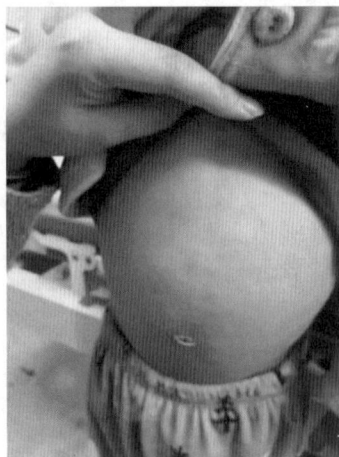

图 6 - 29

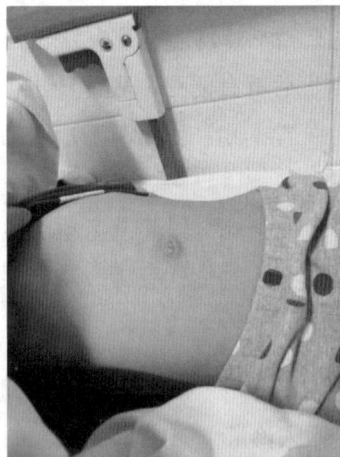

图 6 - 30

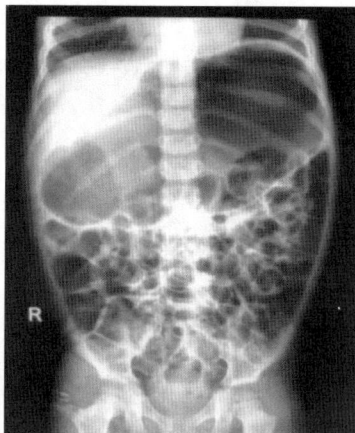
图 6 - 31

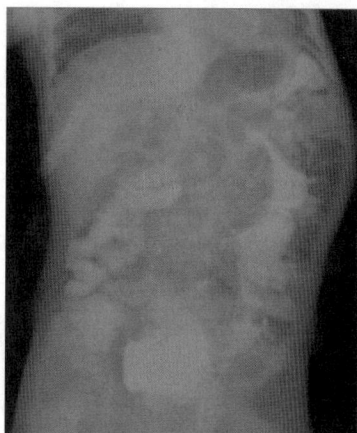
图 6 - 32

4. 特殊肠梗阻的治疗——手法疏通术

治疗原理：

（1）利用手的震动力、推力及压力，改变肠道内容物的状态和运动方向，体现为让肠道内容物按照生理排空方向运动。

（2）对于粘连性肠梗阻，使用此方法让肠管之间粘连的索带拉长，改变粘连带对肠管的牵拉，间接让肠管成角消失或角度变大，使肠道内容物能够通过；对于麻痹性肠梗阻，通过对肠道神经的直接刺激，使其恢复正常蠕动，达到治疗目的。该手法的适应证为粪石性肠梗阻、肠粘连及粘连性肠梗阻、肠扭转、肠麻痹等。

5. 误诊原因

在患儿大便多次培养结果为阴性，没有明确的艰难梭菌感染证据的情况下，仅根据艰难梭菌大量产气的特点、患者临床表现尤其是明显腹胀如鼓就轻易诊断艰难梭菌感染确实不妥；多家医院影像学检查忽略胃、小肠、大肠广泛扩张积气，蠕动消失，可见多发小液平，仅诊断为肠胀气，没有给临床提供可靠信息；3 次病理活检诊断为食管、胃、小肠及大肠黏膜未见异常，全身无中毒症状，钡剂灌肠大肠未见异常，诊断为中毒性巨结肠不严谨。肺部感染诊断明确，CT 可提供证据。该患者病情特殊，临床指南没有明确治疗方案，治疗措施要灵活，否则容易延误病情。

影像与临床整合分析

一、肠梗阻的分型

肠梗阻按病因可分为以下三种：

1. 肠管本身因素所致肠梗阻

（1）炎症性病变，如克罗恩病、肠结核、憩室炎等。

（2）占位病变，如小肠腺癌、淋巴瘤、间质瘤等。

（3）肠套叠、疝。

2. 肠管以外因素所致肠梗阻

（1）腹腔及肠管粘连带形成，压迫或牵拉肠管引起狭窄或成角。

（2）腹腔肿瘤压迫、侵犯。

3. 肠腔内因素所致肠梗阻

（1）胆结石。

（2）粪石。

（3）蛔虫等。

（4）异物。

二、检查方法

1. 立位腹部平片。

2. CT 平扫及增强、CTA。

3. 消化道造影。

4. 腹部超声。

三、肠梗阻诊断思路

1. 明确有无肠梗阻

肠梗阻的临床主要表现为腹痛、腹胀、恶心、呕吐、停止排气排便。典型 X 线表现为小肠扩张、积气，小肠宽度大于 3cm，结肠大于 6cm，肠腔积液，立位腹部平片可见多个气液平面，结肠内气体减少或消失。有时肠道内充满液体，未见气体及气液平面，腹部立位平片呈"白纸征"，但不能排除肠梗阻，需行消化道水溶性造影加以明确。

2. 确定梗阻部位

十二指肠梗阻，卧位可见胃、十二指肠扩张，可见大量滞留液，立位可见"双泡征"，余大小肠未见异常。扩张肠管和液平面位置高，肠管皱襞显著，呈弹簧状，提示高位梗阻，"鱼肋征"是空肠梗阻特征性表现；回肠梗阻可见气液平呈阶梯样排列，肠曲较多，提示低位肠梗阻。有时立位腹部平片难以判断，必须依靠 CT 及消化道造影来判断。

3. 确定梗阻程度

不完全性肠梗阻近端肠管扩张不明显，梗阻远端肠管及结肠充气，结肠内可见粪便影。完全性肠梗阻近端扩张明显，气液平面多而宽大，梗阻远端肠管塌陷，且无气体，腹痛、腹胀，停止排气、排便。

4. 确定梗阻性质

主要观察肠系膜及肠管有无缺血坏死征象，常规立位腹部平片可见"假肿瘤"征、"咖啡豆"征及"空回肠换位"征。CT 可以显示肠壁水肿、增厚情况，有无腹水形成，有无腹膜炎，有无血管闭塞及栓塞形成；增强扫描可以了解肠管强化有无减弱及消失，当肠壁强化不明显或不强化则表示肠壁血运障碍，有肠坏死可能。

5. 确定梗阻原因

腹部平片一般难以判断梗阻原因，主要依靠 CT 进行诊断。如果梗阻点较多，肠管牵拉聚积，有粘连带，则考虑粘连性肠梗阻；如果肠管局限性增厚，可见软组织肿块，有强化，则考虑肿瘤性梗阻；如果 CT 显示典型"同心圆"征，或"哑铃"征，则考虑肠套叠。

任何影像诊断都必须和临床症状及病史相结合，如急性心肌梗死、急性胰腺炎、腹部术后、宫外孕等都可使患者产生急性腹痛，引起肠道动力及功能障碍，形成肠管扩张积液，可见多发小液平面，需要与急性肠梗阻进行鉴别。

四、 如何判断绞窄性肠梗阻

绞窄性肠梗阻病情凶险，发病急，临床死亡率高，除了肠管堵塞外还合并肠系膜血运障碍。常见于肠扭转、内疝、肠套叠、肠粘连等。临床有下列情况之一应该高度怀疑绞窄性肠梗阻：①有明显腹膜刺激征，发热，WBC 计数增高；

②病情发展迅速，早期出现休克，抗休克治疗效果不佳；③腹痛发病急骤，剧烈、持续，呕吐出现较早且频繁；④经过积极非手术治疗临床症状改善不明显；⑤呕吐物、胃肠减压抽出物及肛门排出物为咖啡色，腹腔穿刺抽出血性液体。

高度怀疑绞窄性肠梗阻时，可通过 X 线检查和 CT 检查明确诊断。

1. X 线表现

（1）假肿瘤征　由于闭襻肠管充满液体，在周围积气肠曲衬托下，影像学表现为椭圆形或球形，轮廓清楚的软组织肿块影，属于完全性绞窄性肠梗阻的可靠征象。

（2）咖啡豆征　由于绞窄段肠襻及系膜扭转水肿而缩短，使扭转段肠襻受牵拉而卷曲，其内气体及液体较多，肠壁增厚，形似咖啡豆。

（3）空 - 回肠转位　正常情况下空肠位于左中上腹，回肠位于右下腹，当小肠扭转时位置发生倒置换位，是肠扭转的可靠征象。

（4）孤立肠襻　扩张的肠襻充满液体，在腹部平片上位置固定、孤立，一般宽度大于6cm。

（5）长液平　在立位腹部平片扩张的肠襻内可见几个长的液平面，其上气柱低而扁平。

（6）珍珠串征　少量气体散布于充满液体的肠曲黏膜皱襞之间，呈珍珠串状。

（7）白纸征　小肠内充满液体，小肠、结肠气体消失，呈一张白纸样表现，临床症状与 X 线片不符。

以上假肿瘤征、咖啡豆征、空 - 回肠转位征等影像征象是诊断绞窄性肠梗阻较可靠的征象。

2. CT 表现

（1）漩涡征　肠系膜软组织、血管扭转形成的漩涡状软组织肿块 CT 征象。

（2）肠系膜血管缆绳征　肠系膜相关缺血、水肿、增粗，边缘毛糙，分布呈扇形，呈缆绳样改变。

（3）鸟嘴征　扭转的肠管向某一点纠集，狭窄的肠襻逐渐变尖，呈鸟嘴样改变。

（4）靶征　当肠壁缺血水肿时，肠壁增厚，由于肠壁黏膜层及浆膜层血管丰富，故 CT 平扫呈高密度；而肠壁黏膜下和肌层中间层供血较少，平扫呈低密度，肠壁呈三层或多层环形影，增强显示更明显，称靶征。

（5）门静脉、肠壁积气 当肠壁缺血、坏死时，肠腔内气体穿破缺血肠壁进入肠壁肌层或浆膜下，病变严重时可经肠壁血管进入门静脉及其分支。门静脉积气、肠壁积气对急性肠管缺血特异性非常高。

（6）强化异常 增强扫描肠壁强化减弱或不强化是肠管缺血、坏死的重要征象。

（7）肠壁增厚、肠壁出血。

（8）腹水 由于肠壁缺血，肠壁内液体渗透至腹腔内。

五、 常见误诊原因及体会

1.肠管扩张及气液平面的出现是诊断肠梗阻的主要影像学证据。但也有例外，气液平面也可以出现在以下情况，如腹泻、反射性肠郁张、服用泻药后、灌肠后、腹膜炎、肠麻痹等，因此要结合病史及临床表现来综合判断。有些情况下，完全性肠梗阻也没有气液平面，这时需要进行 CT 及消化道造影检查来确定。对于怀疑肠梗阻的患者不能进行消化道钡餐检查，应该采用水溶性造影剂，因为造影剂可以通过肠管吸收进行排泄，而钡餐因无法正常排泄会加重病情。

2.麻痹性肠梗阻常见于腹部手术后、胸腹部外伤及严重感染病变。临床表现为腹胀、腹痛、呕吐及停止排气排便，肠鸣音减弱或消失，但临床症状较轻，腹部柔软；影像学特点表现为胃、小肠、大肠均扩张积气，腹部平片可见多发小液平，但明显比机械性肠梗阻少，CT 及消化道造影检查没有明确的梗阻点可以鉴别。但麻痹性肠梗阻需要与急性心肌梗死、急性胰腺炎、急性胆管炎、急性腹膜炎、宫外孕、泌尿系结石引起的反射性肠郁张进行鉴别。

3.血运性肠梗阻见于肠系膜动、静脉血栓或栓塞形成，有血液循环障碍和肠肌运动功能失调，临床以持续性腹痛为主，体征不明显，可出现腹泻及血便，病情发展可引起休克或死亡。CTA 示肠系膜上动脉无强化或血管内局限性充盈缺损，肠管扩张、积液明显，可见肠壁积气或门静脉积气，病变处肠管强化减弱或不强化，肠系膜密度增高模糊。这需要结合临床表现及其他检查，与其他类型肠梗阻鉴别，以免延误病情。

重点归纳

诊断肠梗阻时首先要全面了解患者的病史、临床表现，快速确定需要哪一种检查方法，并及时和影像医师沟通，充分利用现代化检查手段快速、准确地为临床提供有用的信息。腹部平片、CT平扫及三维重建可以提示有无膈下及腹腔游离气体，气液平面及腹腔积液、脓肿等，判断梗阻部位及性质、原因；增强扫描、CTA可明显提高肠管缺血坏死的检出率；消化道水溶性造影是通过观察造影剂在胃肠道内的行走速度、肠道的充盈形态、有无造影剂外溢渗漏，对肠梗阻进行诊断。

第七章

▶ 乙状结肠扭转

━━━━━━━━━━━━○○○ **案例分析** ○○○━━━━━━━━━━━━

病例一

【病例资料】

1. 现病史

患者舒××，女，41 岁，于 4 天前无明显诱因突发腹痛，呈绞痛，伴肛门停止排气排便，无呕吐症状。外院给予完善检查、对症治疗，症状未见明显好转，遂入我院进一步诊治。入院以来，患者精神、睡眠差，未进饮食，小便量少。

2. 既往史

否认肝炎、结核等传染病史，否认高血压、糖尿病病史。3 年前曾行子宫肌瘤切除术。有输血病史。否认食物、药物过敏史。预防接种史不详。

3. 个人史

本地人，久居本地，无疫区、疫情、疫水接触史，无吸烟、饮酒史，配偶健在，1 女健在。月经史：初潮 15 岁，5～7（天）/30（天），末次月经 2015 年 1 月 6 日。月经周期规则，月经量中等，颜色正常，无血块、无痛经。

4. 家族史

父母已故（具体不详），否认家族遗传病史。

5. 体格检查

（1）一般查体

体温：37.5℃，呼吸：19 次/分，脉搏：90 次/分，血压：113/71mmHg。发

育正常，营养中等，正常面容。气管居中，甲状腺无肿大，无压痛。颈部动脉搏动未及异常，未见颈静脉怒张。胸廓两侧对称，呼吸动度一致，语颤未触及异常。心浊音界无扩大，心律齐，心率90次/分。脊柱无畸形，四肢活动自如，无下肢浮肿及静脉曲张。病理反射阴性。

（2）专科查体

腹膨隆，未见腹壁静脉曲张，未见胃型蠕动波，未见肠蠕动波。腹部腹肌韧，全腹压痛，无反跳痛，未触及包块，肝脏肋下未触及，脾脏肋下未触及，Murphy征阴性。肝脾区无叩击痛，腹部移动浊音阴性。肠鸣音亢进。直肠指诊检查未触及异常。

6. 实验室检查

（1）血常规

WBC：$11.41 \times 10^9/L$，N%：76.7%，RBC：$4.39 \times 10^{12}/L$，Hb：96g/L，PLT：$271 \times 10^9/L$。

（2）尿常规　镜检未见红细胞，隐血试验（+）。

（3）尿HCG　阴性。

（4）凝血

活化部分凝血活酶时间（APTT）：20.6s

凝血酶原时间（PT）：10.9s

纤维蛋白原含量（FIB）：1.67g/L

凝血酶时间（TT）：20.0s

PT国际标准化比值（INR）：0.94

（5）肝肾功、离子

ALT：13U/L，AST：15U/L，总胆红素（TBIL）：6.2μmol/L，直接胆红素（DBIL）：2.8μmol/L，间接胆红素（IBIL）：3.4μmol/L；总蛋白（TP）：44.5g/L，白蛋白（ALB）：31.4 g/L；钠：140.5mmol/L，氯：107.4mmol/L，钾：2.82mmol/L，总钙：1.81mmol/L，二氧化碳：22.6mmol/L，余各项无明显异常。

（6）肝炎检测　阴性。

【初步诊断】

1. 肠梗阻。

2. 肠扭转。

3.子宫肌瘤术后。

4.低钾血症。

【影像检查及目的】

1.腹部平片

观察腹膜穿孔致膈下游离气体，肠管积气、气液平面，有助于诊断梗阻位置及程度。

2.腹部CT平扫及增强

诊断有无肠梗阻、梗阻部位、性质，是否伴有血运障碍、肠壁粘连、腹膜穿孔，与周围脏器关系。

3.心脏及腹部超声

【影像检查及分析】

1.影像检查

（1）腹部平片

（2）CT增强及三维重建（图7-1~7-4）

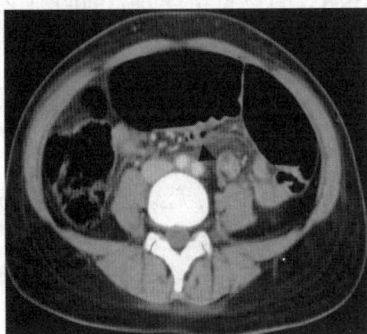

图7-1

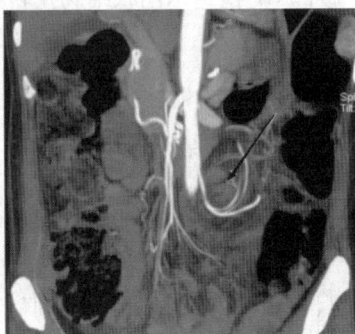

图7-2

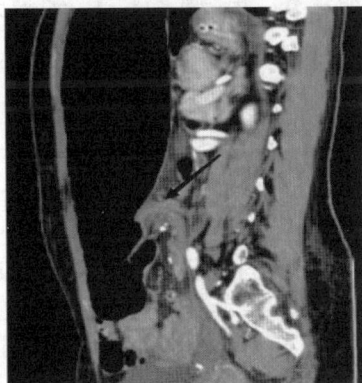

图7-3

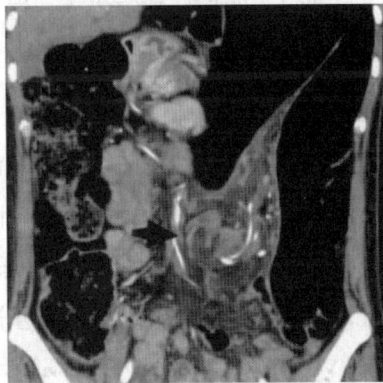

图7-4

2. 阅片

腹部平片：胃腔及中上腹部肠管胀气、扩张，中腹部见数个气液平面。未见膈下游离气体。

腹部 CT 平扫及增强：轴位图片（图 7-1）升结肠、横结肠及降结肠积气扩张，肠系膜根部呈"漩涡"状团块状密度影，静脉期呈明显强化；图 7-3 矢状位示扭曲乙状结肠与积气扩张降结肠；图 7-2~7-4 冠状位上可见呈逆时针"漩涡"征，肠系膜上动脉包绕其中。

腹部彩超：肝胆胰脾、双肾图像未见异常。

心脏彩超：未见异常。

3. 影像诊断

乙状结肠扭转并肠梗阻。

4. 诊断依据

（1）腹部平片提示为肠梗阻。

（2）腹部 CT 检查示乙状结肠扭转并肠梗阻，直肠壁增厚并骶前间隙少许积液。

5. 鉴别诊断

（1）急性肠梗阻　常见原因为术后、药物、创伤后、缺血等，可见拱状及阶梯状气液平面，没有结肠梗阻。

（2）功能性巨结肠　没有器质性改变的严重便秘，无结肠袋的结肠充气扩张，气体或粪块充盈结肠。

（3）中毒性巨结肠　已知患者有溃疡性结肠炎或感染性结肠炎病史，横结肠明显充气扩张且结肠袋消失。黏膜水肿形成指压迹、黏膜表面溃疡或脱落。

（4）宫外孕、卵巢囊肿蒂扭转、梅克尔憩室炎、肠伤寒穿孔等，亦需进行临床鉴别。

【病理】

大体所见：肠管一段，长 38cm，直径 6.5~9.5cm，肠管扩张明显，局部可见多处出血点，未见明显质硬区。（标本已固定）

光镜所见：肠黏膜萎缩变薄，局部黏膜下层与固有肌层间距缩短，血管扩张、充血，肠壁神经丛神经节细胞数量减少。

病理诊断（乙状结肠）：结合临床，符合结肠冗长伴扭转的病理改变，肠系膜淋巴结（10 枚）反应性增生。

【最终诊断】

肠梗阻并肠扭转。

【经验总结】

1. 肠扭转由肠管的某一段肠襻沿一个固定点旋转而引起，常常是因为肠襻及其系膜过长，肠扭转后肠腔受压而变窄，引起梗阻、扭转与压迫，影响肠管的血液供应，因此，肠扭转所引起的肠梗阻多为绞窄性。对于肠扭转引起的绞窄性肠梗阻，因为特别凶险，病情变化快，死亡率高，因此在充分术前准备的情况下，应该尽早手术治疗。

2. 对于肠扭转，病史及查体等是诊断的重要依据，一定要做到临床与影像有机统一，不能抛开临床只注重影像诊断。

3. 在肠扭转诊断过程中应该快速判断以下问题：①是原发性扭转还是继发性扭转；②扭转部位，是小肠、盲肠还是乙状结肠；③引起扭转的原因是什么。

病例二

【病例资料】

1. 简述

患者王××，男，51岁，3天前无明显诱因出现下腹疼痛，呈持续性腹痛，恶心，停止排便、排气，并发热，遂于当地医院就诊。予以禁食水、胃肠减压、通便灌肠、补液支持治疗，症状加重，且范围扩大，收住我院治疗。自发病以来，患者精神、体力差，未进食水、睡眠差，体重无明显变化、小便量少，未排气排便。全腹呈持续性胀痛。MRS评分6分。

2. 既往史

2009年、2016年5月两次因肠梗阻住院保守治疗。否认肝炎、结核、疟疾等传染病史，否认高血压、心脏病史，否认糖尿病、脑血管疾病、精神疾病史。否认手术、外伤、输血史，否认食物、药物过敏史。预防接种史不详。

3. 个人史

外省人，久居本地，无吸烟、饮酒史。已婚，配偶健在，子女健在。

4. 家族史

兄弟姐妹健在，否认家族遗传病史。

5. 体格检查

（1）一般查体

体温：36.6℃，呼吸：18 次/分，脉搏：100 次/分，血压：128/86mmHg。发育正常、营养中等，急性面容，表情痛苦，自主体位，神志清晰。胸廓两侧对称，呼吸动度一致，语颤未触及，双肺叩诊清音，呼吸音清晰，未闻及干、湿性啰音。心率：100 次/分，律齐，未闻及早搏，各瓣膜区听诊未闻及病理性杂音，无异常血管征。双下肢无水肿，余脊柱、四肢未见异常。病理反射阴性。

（2）专科查体

腹膨隆，未见胃肠型及蠕动波，未见腹壁静脉曲张。全腹压痛明显，伴反跳痛，轻度肌紧张，Murphy 征阴性。全腹未扪及包块，肝、脾肋下未及，肝、肾区无叩击痛，腹部移动性浊音阴性。听诊肠鸣音未闻及。肛门、生殖器未见异常。

6. 实验室检查

（1）血常规

WBC：$18.46 \times 10^9/L$，N%：92.0%，RBC：$4.75 \times 10^{12}/L$，Hb：147g/L，PLT：$418 \times 10^9/L$。

（2）尿常规　镜检未见红细胞，隐血试验（－）。

（3）肝肾功、离子

ALT：19U/L，AST：17U/L，总胆红素（TBIL）：26.4μmol/L，直接胆红素（DBIL）：6.8μmol/L，间接胆红素（IBIL）：19.6μmol/L；总蛋白（TP）：74.1g/L，白蛋白（ALB）：29.8 g/L；钾：4.12 mmol/L，钠：138.9 mmol/L，氯：104.1mmol/L，余各项无明显异常。

（4）凝血

活化部分凝血活酶时间（APTT）：27.4s

凝血酶原时间（PT）：12.9s

纤维蛋白原含量（FIB）：4.8g/L

凝血酶时间（TT）：20.1s

PT 国际标准化比值（INR）：1.12

（5）肝炎检测　阴性。

（6）肿瘤标志物　无异常。

【初步诊断】

1. 急性腹膜炎。

2.肠梗阻。

3.肠扭转。

【影像检查及目的】

1. 腹部平片

了解是否存在膈下游离气体、肠管气液平面，明确梗阻部位、程度及周围情况。

2. 腹部 CT 平扫及增强

判断有无肠梗阻、急性胰腺炎、急性腹膜炎、肿瘤或其他病变；明确病变部位及性质，与周围脏器关系，是否为血管性病变；排除腹腔动脉夹层及动脉、静脉血栓等。

【影像检查及分析】

1. 影像检查

（1）腹部平片

（2）CT 增强扫描（图 7 - 5 ~ 7 - 8）

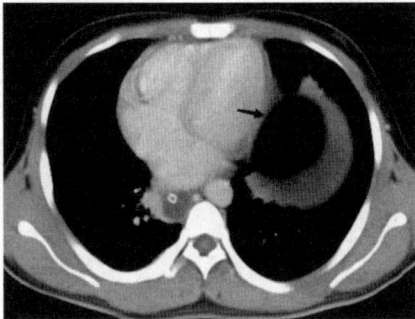

图 7 - 5

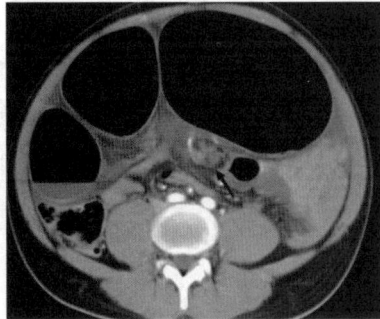

图 7 - 6

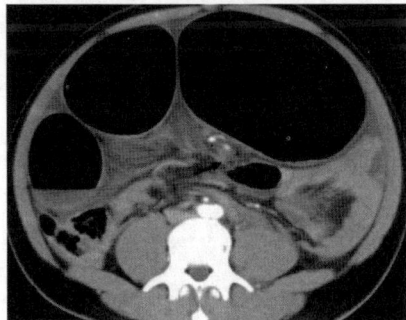

图 7 - 7

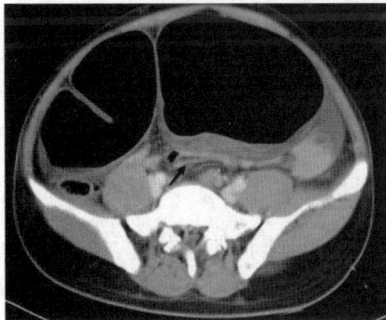

图 7 - 8

2. 阅片

腹部平片：胃区及肠管胀气影，下腹部见气液平面。右侧间位结肠。双膈下未见游离气体。

腹部 CT 平扫及增强：升结肠、降结肠及乙状结肠管壁增厚、管腔扩张，以乙状结肠为著，扩张乙状结肠上至膈顶、下至骶前。图 7-5 示扩张结肠至膈面，突入肺底；图 7-6~7-8 示升结肠、横结肠、降结肠积气扩张，升结肠见气液平面，降结肠与乙状结肠交界处呈十字交叉走行，远端变窄的乙状结肠呈螺旋状走行。

腹部彩超：腹腔肠管大量积气。

心脏超声：未见异常。

3. 影像诊断

结肠梗阻合并乙状结肠扭转。

4. 鉴别诊断

（1）Oglivie 综合征　不伴有梗阻的结肠扩张，是一种无机械原因的假性肠梗阻。

（2）远端结肠梗阻　观察近几个月内大便直径变化。靠近梗阻点的肠襻充满气体、远端没有气体，梗阻点突然截断。恶性肿瘤是结肠梗阻最常见原因，起病隐匿，患者无力、体重减轻、食欲减退、直肠出血，造影可见"苹果核"征，黏膜破坏。狭窄继发憩室炎是结肠梗阻第二常见原因，患者有反复发作的憩室炎病史。

【病理】

大体所见：肠管一段，长 42cm，直径 5~7cm，肠壁菲薄至 0.2cm，黏膜面暗红发黑，未见明显异常，距一侧切缘每间隔 5cm 依次取材。（标本已固定）

光镜所见：肠黏膜广泛缺血伴坏死，大量急性炎细胞浸润，局部肠壁破坏伴血管增生伴出血。

病理诊断（乙状结肠）：结合病史，符合肠扭转伴出血性梗死的病理改变。

【最终诊断】

乙状结肠扭转伴坏死。

【经验总结】

1.肠扭转"漩涡征"是指一段肠管以血管或系膜为轴心的不正常旋转而形成

的闭袢性肠梗阻，肠系膜血管会随着扭转的肠管和系膜同时旋转，在走行过程中突然反折或呈螺旋走行，是一种严重的急腹症，病死率可高达15%～20%。

2.肠扭转"漩涡征"更好发于大肠的乙状结肠，小肠的发生概率虽然相对较低，但发生肠坏死的概率明显较高。

3.肠扭转"漩涡征"的中央血管全部被肠袢包绕较部分包绕的紧密，越紧密越容易肠梗阻。血管和肠管的缠绕可以是逆时针或者顺时针，尚无文献报道哪种更易肠梗阻。

4.肠管（>180°）的旋转角度较血管（270°）小，而角度越大，肠梗阻的可能性越大。

5.当发生缺血性肠梗阻时，需进行手术干预。因而，我们需要注意肠扭转"漩涡征"的伴随征象以判断有无肠梗阻且有无缺血征象。

病例三

【病例资料】

1.现病史

患者何××，男，21岁，于一周前无明显诱因突发间断性腹痛，无恶心、呕吐，无寒战、高热，遂就诊于当地医院，行保守治疗后效果不佳。给予胃肠减压等对症治疗，症状未见明显缓解，且疼痛症状明显加重、持续时间明显延长，范围逐步扩散至全腹，遂入我院进一步诊治。入院以来，患者精神紧张、体力差，食欲食量差、睡眠差，体重未见明显变化，小便正常，大便未解。疼痛位于全腹，VAS疼痛评分5分，性质为钝痛，NRS2002营养风险评分1分，BMI指数21.22。

2.既往史

否认肝炎、结核、疟疾病史，否认高血压、糖尿病、脑血管疾病、精神疾病史。否认手术、外伤、输血史，否认食物、药物过敏史。预防接种史不详。

3.个人史

本地人，久居本地，无吸烟、饮酒史。未婚。

4.家族史

父母健在，兄弟姐妹健在，否认家族遗传病史。

5. 体格检查

（1）一般查体

体温：36.8℃，呼吸：19 次/分，脉搏：90 次/分，血压：130/100mmHg。发育正常，营养中等，急性面容。气管居中，甲状腺无肿大，无压痛。颈部动脉搏动未及异常、未见颈静脉怒张。胸廓两侧对称，呼吸动度一致，语颤未触及异常。心浊音界无扩大，心律齐，心率：100 次/分。脊柱无畸形，四肢活动自如，无下肢浮肿及静脉曲张。病理反射阴性。

（2）专科查体

腹平坦，未见胃肠型及蠕动波，未见腹壁静脉曲张。板状腹，全腹压痛，反跳痛，肌紧张，Murphy 征阳性。全腹部未扪及包块，肝、脾肋下未及，肝、肾区无叩击痛，腹部移动浊音阴性，肠鸣音亢进。肛门、生殖器未查。

6. 实验室检查

（1）血常规

WBC：19.87×10^9/L，N%：93.9%，RBC：4.97×10^{12}/L，Hb：150g/L，PLT：181×10^9/L。

（2）尿常规　镜检未见红细胞，隐血试验（＋＋）。

（3）尿 HCG　阴性。

（4）凝血

活化部分凝血活酶时间（APTT）：30.8s

凝血酶原时间（PT）：13.7s

纤维蛋白原含量（FIB）：3.41g/L

凝血酶时间（TT）：20.0s

PT 国际标准化比值（INR）：1.03

（5）肝肾功、离子

ALT：24U/L，AST：22U/L，总胆红素（TBIL）：21.2μmol/L，直接胆红素（DBIL）：7.8μmol/L，间接胆红素（IBIL）：21.2μmol/L；总蛋白（TP）：71.4g/L，白蛋白（ALB）：50.6 g/L；钠：140.6mmol/L，氯：98.0mmol/L，钾：3.77mmol/L，总钙：1.92mmol/L，二氧化碳：23.0mmol/L，余各项无明显异常。

（6）肝炎检测　阴性。

【初步诊断】

1. 肠梗阻。

2.肠扭转。

【影像检查及目的】

1. 腹部平片

明确空腔脏器穿孔致膈下游离气体、肠管积气积液位置及形态，明确梗阻部位和程度。

2. 腹部 CT 平扫及增强

判断有无肠梗阻或肿瘤性病变；明确病变定位定性诊断，病变形态与周围脏器关系；是否伴有血管性病变，如静脉血栓等。

【影像检查及分析】

1. 影像检查

（1）腹部平片

（2）CT 平扫及增强（图 7 - 9 ~ 7 - 12）

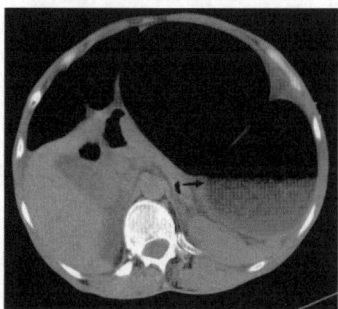
图 7 - 9

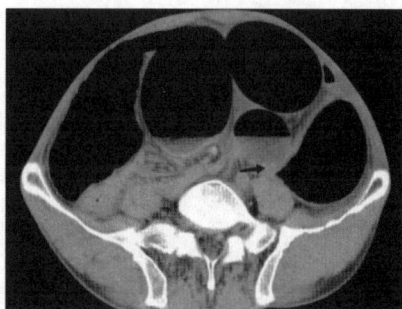
图 7 - 10

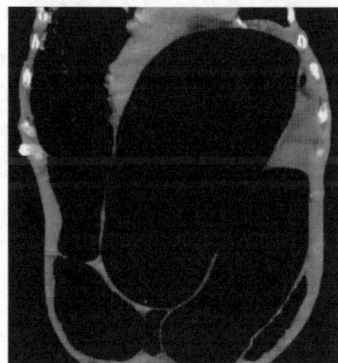
图 7 - 11

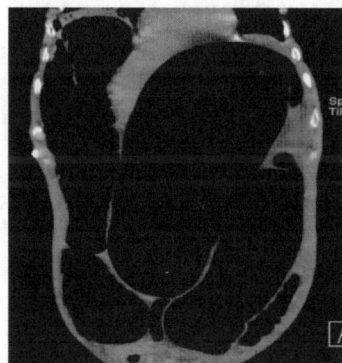
图 7 - 12

2. 阅片

腹部平片：双膈下未见游离气体，上腹部肠管积气，未见明显气液平面。

腹部 CT 平扫及增强：左下腹部乙状结肠上段、降结肠远端肠及部分系膜见扭转、狭窄及梗阻，其上方肠管扩张，降结肠中下段肠管扩张处最大径约 15cm，局部系膜水肿明显，结肠脾曲重度扩张致左侧膈肌明显抬高。CT 平扫见升结肠、横结肠及降结肠积气扩张，肠壁菲薄，乙状结肠可见气液平面（图 7 - 9、7 - 10）；冠状位示左下腹部乙状结肠上段、降结肠远端肠及部分系膜见扭转、狭窄及梗阻，其上方肠管扩张（图 7 - 11、7 - 12）。

3. 影像诊断

乙状结肠扭转。

4. 诊断依据

（1）腹部平片示上腹部肠管积气。

（2）CT 检查示下腹部正中肠扭转，致结肠脾曲、降结肠重度扩张。

5. 鉴别诊断

（1）急性结肠梗阻　结肠至直肠扩张，结肠袋可见。

（2）远端结肠梗阻　气体和粪块充盈结肠远端导致梗阻。

（3）中毒性巨结肠　明显扩张、无结肠袋的横结肠。

（4）Ogilvie 综合征　不伴有梗阻的结肠扩张，一种无机械原因的急性假性肠梗阻。

【病理】

大体所见：肠管一段，长 40cm，直径 5 ~ 9cm，大部分肠管扩张，黏膜光滑，未见占位性病变，距一侧切缘每间隔 5cm 依次取材。（标本已固定）

光镜所见：黏膜内急慢性炎细胞浸润，局部为上皮脱落、缺失，黏膜下层水肿，血管扩张、充血、出血。

病理诊断（乙状结肠）：肠壁充血水肿伴局部化脓性炎，结合临床，符合肠扭转的病理改变，1 枚肠系膜淋巴结反应性增生。

【最终诊断】

肠梗阻并肠扭转。

【经验总结】

1. 乙状结肠扭转是乙状结肠围绕系膜的扭转或盘绕。最常见于中腹部偏下位置，常伴有横膈抬高。常常是因为肠襻及其系膜过长，肠扭转后肠腔受压而变窄，引起梗阻、扭转与压迫，影响肠管的血液供应。蠕动亢进的回肠绕在蠕动较弱的窄蒂的乙状结肠周围，变形成了复合扭转（回肠－乙状结肠扭转）。临床上常急性或隐匿起病，多伴有腹痛、呕吐、腹胀。

2. 乙状结肠扭转严重时，可出现肠管闭袢性梗阻，导致血运障碍，甚至出现缺血、坏死、穿孔等严重症状。对于简单病理，基本采用非手术方式，治疗效果好，预后佳，但容易复发；对于复杂病理，常采用手术方式，预后差，肠扭转。扭转旋转度是常用的描述指标，角度越大，扭转程度越严重；超过360°时，扭转不能自然消退。

3. 乙状结肠扭转在影像学上有较明显特征性表现，扩张的乙状结肠呈倒"U"形伴结肠缺如、"鸟嘴征"、漩涡征等。实验室检查炎性细胞比例升高，有助于诊断。

4. 诊断时要注意：①是原发性扭转，还是继发性扭转；②扭转部位，是小肠、盲肠还是乙状结肠；③引起扭转的原因是什么；④是否伴有其他急腹症。

影像与临床整合分析

一、 肠扭转的发病因素

1. 解剖因素

扭转肠襻的肠系膜过长，又因先天发育或粘连收缩使肠系膜根部附着在腹膜后，故肠扭转好发部位多为小肠、横结肠、乙状结肠和活动度大的盲肠。手术后粘连，梅克尔憩室、乙状结肠冗长，先天性中结肠旋转不全，游离盲肠等，都是发生肠扭转的解剖因素。

2. 物理因素

肠管容量增加和肠管蠕动增强，如饱餐后，特别是有较多不易消化的食物涌入肠腔内，或是肠腔有较多的蛔虫团，肠腔有较大的肿瘤，在乙状结肠内存积着大量干涸的粪便等，都是造成肠扭转的潜在因素。

3. 动力因素

强烈的蠕动或体位的突然改变，使肠襻产生了不同步的运动，使已有轴心固定位置，且有一定重量的肠襻发生扭转。

二、 肠扭转诊断思路

1. 明确有无肠扭转

肠扭转的临床主要表现为腹痛、腹胀、恶心、呕吐、停止排气排便。典型 X 线表现为左下腹"假肿瘤征"或"咖啡豆征"，可伴有小肠积液及其扩张，立位腹部平片可见多个气液平面，结肠内气体减少或消失。CT 显示典型"漩涡征"，中央血管部分或全部被肠袢包围，缠绕方向（逆时针/顺时针）旋转至少 180°，角度越大，梗阻的可能性越大。需注意肠管缺血的 CT 征象：肠系膜血管充血，肠系膜出血和（或）腹水，肠壁增厚以及肠管积气。

2. 确定扭转部位

（1）盲肠扭转 正常情况下盲肠紧紧附着在腹后壁上，若连接不稳固易出现肠扭转。急性盲肠扭转可诱发急性肠梗阻，使得肠道完全堵死。其典型症状是右下腹部或中腹部突然有剧烈绞痛和腹胀，能摸到右下腹部积气包块。亚急性盲肠扭转可保留部分肠腔空隙，肠道不完全梗阻，但会反复发作。其主要症状是右下腹部疼痛和腹胀，症状持续好几天。X 线平片可见巨大的充气肠袢，钡剂灌肠则显示钡剂在横结肠或肝曲处受阻。

（2）小肠扭转 小肠的肠系膜长且附着点窄，身体姿势突然发生改变、肠蠕动功能紊乱或肠系膜缺漏等易引起小肠扭转。其主要症状是肚脐周围突然有剧烈疼痛，有时伴有腰背部牵扯痛。起初腹胀并不是很明显，但中后期会反复出现腹胀疼痛和呕吐。腹部 X 线平片可见液平面。

（3）乙状结肠扭转 直肠连接肛门，乙状结肠连接直肠，正处于肠道的拐角处，因此此部位易发生梗阻、粘连和扭转。乙状结肠冗长且肠系膜短，能活动的空隙大，所以易发生扭转。急性乙状结肠扭转发病急，恶化速度快且有剧烈腹部疼痛，呕吐严重时易引起便血、脱水或休克。亚急性扭转会出现渐进性左侧腹部疼痛和腹胀，排便异常困难且伴有少量呕吐。X 线平片可见巨大双腔充气的肠襻，钡剂灌肠可见"鸟嘴"状改变。有时通过立位腹部平片难以判断，必须依靠 CT 及消化道造影来判断。

3. 确定扭转程度

肠扭转是一种闭袢性肠梗阻，是绞窄性肠梗阻的一种。肠扭转的方向不同，小肠、盲肠、横结肠常为顺时针方向扭转，乙状结肠常为逆时针方向扭转。肠扭转180°即可造成肠梗阻，严重的可扭转540°～720°，扭转程度愈大，肠梗阻和肠绞窄程度愈重，也更易发生肠坏死。肠扭转严重会导致肠管血运障碍，一方面系膜扭转造成系膜血管扭转不畅，另一方面肠袢膨胀，压力增高，影响肠壁血循环，先影响毛细血管，然后是静脉，最后是动脉，引起肠腔内和腹腔内出血，肠壁血管发生栓塞、坏死和穿孔。

4. 确定扭转性质

主要观察肠系膜及肠管有无缺血坏死征象。常规立位腹部平片可见"假肿瘤"征、"咖啡豆"征及"空回肠换位"征。CT可以显示肠壁水肿、增厚情况，有无腹水形成，有无腹膜炎，有无血管闭塞及栓塞形成；增强扫描可以了解肠管强化有无减弱及消失，若肠壁强化不明显或不强化则表示肠壁血运障碍，有肠坏死可能。

注意，任何影像诊断都必须和临床症状及病史相结合，影像能明确扭转部位、扭转程度、伴随并发症等情况，协助判断预后。

三、影像表现

1. 腹部平片

（1）"U"形征 巨大扩张的肠曲是闭袢梗阻型乙状结肠扭转在立位、卧位腹部平片的特异性X线征。由于大量气体潴留，乙状结肠高度扩张呈"U"形，肠曲的两端是充气扩张的乙状结肠近侧段和远侧段，它们互相紧贴向下到达盆腔。它的圆顶部由充气的乙状结肠中段组成，外缘是乙状结肠的外侧壁，呈弓形的线状致密影，内缘是乙状结肠两支的彼此紧贴的内侧壁，呈纵行的粗线状致密影（相加线）。在这些线形致密影之间是充气的高度透光的乙状结肠肠腔。"U"形肠曲的圆顶部可向上扩展到上腹部或右横膈下，并位于肝脏与横膈之间，使右侧横膈抬高和肝脏向下移位；它亦可向左上腹扩展，使左侧横膈抬高。乙状结肠近侧的全部结肠有时呈均匀性扩张，呈框架样围绕着高度扩张的"U"形乙状结肠。在直立位水平投照时，"U"形肠曲的两支内各有一液面，由于绞窄性肠梗阻所致的肠麻痹，这两个液面的高度相差不大，并且视肠麻痹程度的不同，液面可稍有上下活动或无活动。

闭袢型乙状结肠扭转都是不完全性绞窄性肠梗阻。封闭性肠袢的近端梗阻点具有活瓣作用，其近侧肠道内的气体只能进入而不能排出，以致扭转的乙状结肠曲巨大扩张，结肠袋消失，肠壁光滑。这就是"U"形肠曲的发生机制。值得指出的是，只有在"U"形肠曲的两端左右并置时，才能在立、卧位相上出现巨大扩张的"U"形肠曲。若其两支前后排列，则不出现此征，而是表现为一高度扩张的轮廓光滑、由盆腔向上腹部延伸的肠曲。

（2）"咖啡豆"征 "咖啡豆"征是乙状结肠扭转的经典 X 线表现，腹部平片上表现为肠管透亮区形成类似咖啡豆样的形态。"咖啡豆"征可以用来描述小肠闭袢型梗阻，但更多用于描述乙状结肠的闭袢型梗阻。

（3）"鸟嘴"征 "鸟嘴"征是闭袢梗阻型乙状结肠扭转在钡剂灌肠相上的特异性 X 线征。乙状结肠扭转时，远侧的结肠处于扩张状态，因此钡剂很易灌入其内。当灌入的钡剂头部逐渐接近扭转所致的狭窄处时，钡柱逐渐变窄，并停止上行，形似鸟嘴，故称鸟嘴征。鸟嘴一般位于盆腔内。根据钡剂灌肠时所用压力的大小变化，鸟嘴可向上、下方移动。有时在扭转所致的狭窄处，钡剂呈两股小分流，状如张开的鸟嘴。若扭转较松，钡剂可通过狭窄处而进入其近侧结肠腔内，此时形似两鸟的嘴相吻在一起。

根据鸟嘴尖部所指的方向能推测乙状结肠扭转的方向。鸟嘴尖部指向左方，表示顺时针文字方向扭转；指向右方，表示逆时针方向扭转。

图 7 - 13 冠状位示盲肠扭转；图 7 - 14 冠状位示小肠扭转；图 7 - 15 轴位示乙状结肠扭转"鸟嘴"征；图 7 - 16 平片示"咖啡豆"征。

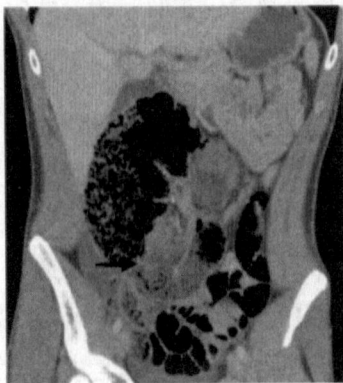

图 7 - 13

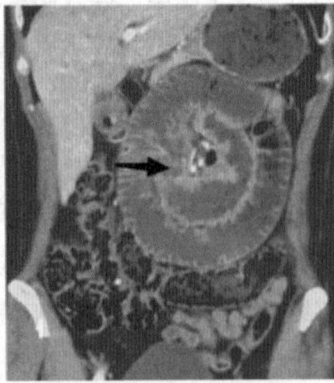

图 7 - 14

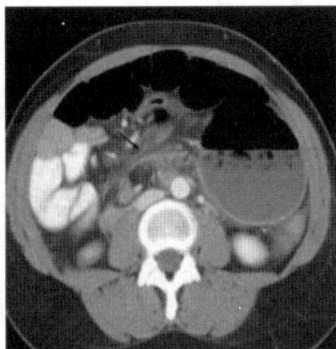

图 7 – 15

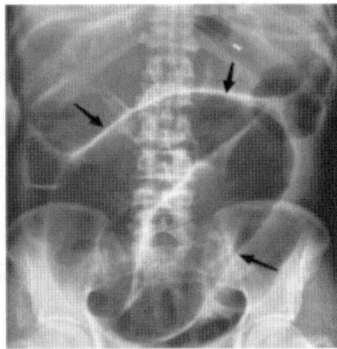

图 7 – 16

2. 腹部 CT

（1）漩涡征 中央血管部分或全部被肠袢包围，颅尾方向的缠绕方向；肠旋转至少180°，角度越大，梗阻可能性越大；血管：角度较大，＞270°。

（2）缺血的征象 肠系膜血管充血，肠系膜出血和（或）腹水，肠壁增厚以及肠壁积气。

四、 常见误诊原因及体会

1.肠扭转常由多个因素诱发所致，如手术后粘连、梅克尔憩室、乙状结肠冗长、游离盲肠、饱餐、肠道蛔虫、肠道剧烈蠕动及体位变化等。若未能及时诊断和治疗，可导致较高死亡率。小肠扭转时，常导致肠系膜上静脉与肠系膜上动脉的位置关系发生转变。正常情况下，肠系膜上动脉起自腹主动脉前壁，下行至胰腺下缘和十二指肠水平部之间进入小肠系膜根。肠系膜上静脉走行于小肠系膜内，与肠系膜上动脉伴行，与脾静脉一起汇入门静脉。发生小肠扭转时，以其系膜为轴，肠系膜上动脉、静脉与系膜共同发生旋转，相互包裹，形成"漩涡样"改变。此时，肠系膜上静脉与肠系膜上动脉失去正常的位置关系，依扭转程度的不同而呈现不同的相互位置关系，如若扭转180°，肠系膜上静脉则转至动脉的左侧。"漩涡征"是乙状结肠扭转在CT图像上的特征性表现，对其认识不足、与肠套叠的"靶征"相混淆，是造成误诊的主要原因。

2.小肠扭转需与其他急腹症如大网膜扭转、肠套叠、腹内疝等相鉴别。大网膜扭转多为右下腹痛，常于压痛点可触及包块，超声表现腹壁和结肠之间卵圆形或扁圆形高回声团块，边界尚清晰。肠扭转也可出现类似肠套叠短轴上的"同心圆"样改变，但并不出现类似肠套叠长轴上的"套筒征"征象，而肠套叠也不会出现螺旋状血管表现。

3. 急性小肠扭转多见于青壮年。常有饱食后剧烈活动等诱发因素，发生于儿童则常与先天性肠旋转不良等有关。表现为突然发作剧烈腹部绞痛，多发生在脐周围，常为持续性疼痛阵发性加重；腹痛常牵涉腰背部，病人往往不敢平仰卧，喜取胸膝位或蜷曲侧卧位；呕吐频繁，腹胀不显著或者某一部位特别明显，可以没有高亢的肠鸣音；腹部有时可扪及压痛的扩张肠袢；病程稍长，则极易发生休克。乙状结肠扭转多见于老年男性，患者常有便秘习惯，或以往有多次腹痛发作经排气、排便后缓解的病史。临床表现除腹部绞痛外，还有明显腹胀，而呕吐一般不明显。

重点归纳

肠扭转的诊断首先要全面了解患者的病史、临床表现，快速确定需要哪一种检查方法，并及时和影像医师沟通，充分利用现代化检查手段快速、准确地为临床提供有用的信息。腹部超声、平片、CT平扫及三维重建可以提示有无膈下及腹腔游离气体，对肠梗阻进行诊断。肠扭转的方向可为顺时针的方向，也可为逆时针的方向，小肠、盲肠、横结肠常为顺时针方向扭转，乙状结肠常为逆时针方向扭转。肠梗阻和肠绞窄程度愈重，也愈易发生肠坏死。肠扭转严重时会发生肠管血运障碍，一方面系膜扭转造成系膜血管扭转不畅，另一方面是肠袢膨胀，压力增高，影响肠壁血循环，先影响毛细血管，然后是静脉，最后是动脉，引起肠腔内和腹腔内出血，肠壁血管发生栓塞、坏死和穿孔。对于剧烈腹痛的患者，除常规检查项目外，还要警惕肠扭转合并坏死可能。

第八章

▶ **阑 尾 炎**

ooo **案例分析** ooo

病例一

【病例资料】

1. 现病史

患者王××，男，56 岁，患者一周前进食后出现急性右下腹腹痛，间断发作，伴恶心、呕吐，有发热、无腹泻。

2. 既往史

既往体健，否认肝炎、结核等传染病史，否认手术、外伤史，无高血压、糖尿病、冠心病病史，无药物过敏史。预防接种随当地进行。

3. 个人史

已婚，无冶游史，无疫情、疫水接触史。吸烟 30 年，喜饮酒。

4. 家族史

父母健在，兄弟姐妹体健。

5. 体格检查

（1）一般查体

体温：36.5℃，呼吸：18 次/分，脉搏：75 次/分，血压：126/96mmHg。表情淡漠，反应迟钝，消瘦、营养差，皮肤无黄染。心率：78 次/分。双下肢无水肿，余脊柱、四肢未见异常。病理反射阴性。

（2）专科查体

腹膨隆，腹部压痛阳性，未见腹壁静脉曲张，未见胃型蠕动波，未见肠蠕动波，麦氏点有压痛。腹肌略紧张，肝脏肋下未触及，脾脏肋下无触及，Murphy征阴性，肝脾区无叩击痛。腹部移动性浊音阴性。肠鸣音弱，可闻及气过水声。

6. 实验室检查

（1）血常规

WBC：12.42×10^9/L，N%：60.7%，RBC：4.57×10^{12}/L，Hb：90g/L，PLT：194×10^9/L。

（2）尿常规　镜检未见红细胞，隐血试验（＋＋）

（3）尿 HCG　阴性

（4）凝血

活化部分凝血活酶时间（APTT）：48.6s

凝血酶原时间（PT）：17.4s

纤维蛋白原含量（FIB）：3.5g/L

凝血酶时间（TT）：17.6s

PT 国际标准化比值（INR）：0.2

（5）肝肾功、离子

ALT：32 U/L，AST：31U/L，总胆红素（TBIL）：17.4μmol/L，直接胆红素（DBIL）：1.2μmol/L，间接胆红素（IBIL）：10.02μmol/L；总蛋白（TP）：50.4g/L，白蛋白（ALB）：34.6g/L；钠：126.2mmol/L，氯：87.6mmol/L，钾：4.5mmol/L，总钙：2.1mmol/L，二氧化碳：20.7mmol/L。

（6）血清淀粉酶　35U/L。

（7）肝炎检测　阴性。

（8）肿瘤标志物　阴性。

【初步诊断】

1. 急性阑尾炎。

2. 急性腹膜炎。

【影像检查及目的】

1. 立位腹部平片

立位腹部平片对急性阑尾炎确诊意义有限，除非粪石梗阻引起阑尾炎可见粪石影，或少数阑尾穿孔引起腹腔游离积气时可有阳性征象，否则仅当作初步筛查。

2. 腹部平扫及增强 CT

CT 可显示阑尾形态，观察阑尾是否出现肿大，周围是否有炎性渗出，是否出现腹腔积液，也可明确阑尾是否出现化脓、坏疽甚至是穿孔，对临床诊断意义重大。

【影像检查及分析】

1. 影像学检查

（1）立位腹部平片

（2）腹部平扫及增强 CT（图 8 - 1 ~ 8 - 6）

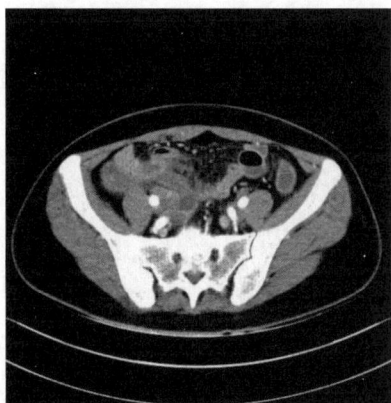

图 8 - 1

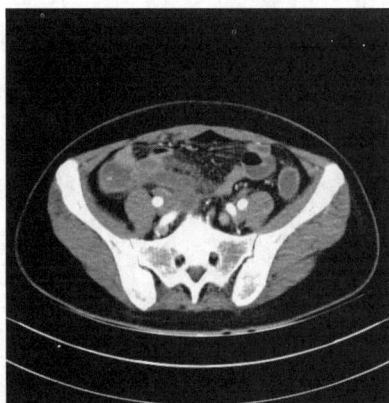

图 8 - 2

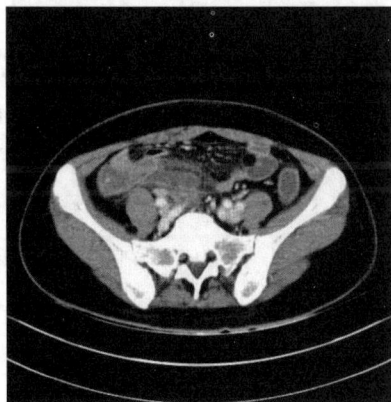

图 8 - 3

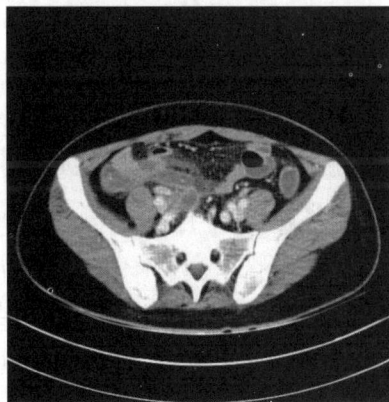

图 8 - 4

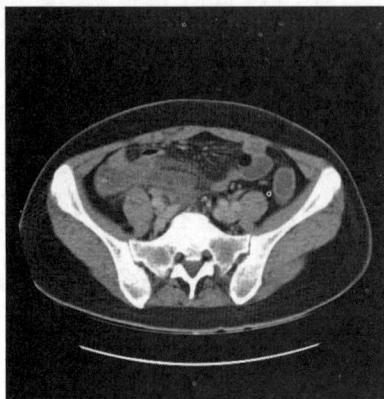 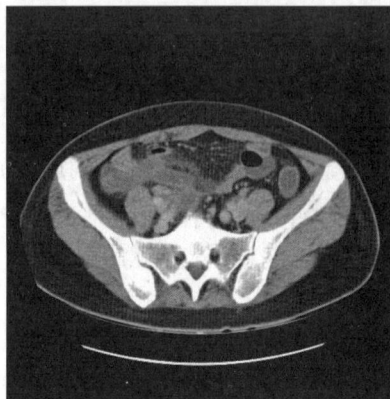

图 8 – 5　　　　　　　　　　　　图 8 – 6

2. 阅片

腹部平扫及增强 CT（图 8 – 1 ~ 8 – 6）：阑尾由右下腹走行至中腹部，阑尾增粗肿大（直径 >6mm），阑尾壁增厚、腔内积液、积气，腔内见高密度结石影，径约 0.9cm，周围见包裹性积气、积液及渗出性改变，阑尾周围的脂肪组织密度增高并可见条索影，腹膜增厚，少量积液，并见多个稍大淋巴结，阑尾远端位于十二指肠水平段下方。

3. 影像诊断

急性阑尾炎伴周围脓肿。

4. 诊断依据

（1）患者中年男性，于进食后出现突发右下腹剧烈疼痛，伴低热，白细胞数目增加。

（2）CT 示升结肠充气，但不扩张；阑尾增粗（管腔直径 >6mm），阑尾周围炎，表现为脂肪线型浸润，局部筋膜增厚、系膜密度增高。CT 增强检查示阑尾、盲肠或邻近末端回肠肠壁增厚，强化均匀，周围脓肿形成。

5. 鉴别诊断

结合临床表现及 CT 检查显示的阑尾区的炎性征象，急性阑尾炎的诊断不难。当 CT 发现阑尾周围炎或脓肿而未发现异常阑尾或阑尾粪石时，应注意要结合临床资料及其他影像征象，除外盲肠憩室炎、结肠结核或 Crohn 病等炎性病变。其他疾病如回盲部细菌性炎症、肠脂垂炎、网膜梗死、妇科疾病（如盆腔炎症、功能卵泡破裂出血、卵巢肿瘤蒂扭转等）也应除外。图 8 – 7、8 – 8 示肠脂垂炎，盲肠内侧卵圆形脂肪密度，周围脂肪炎性渗出。

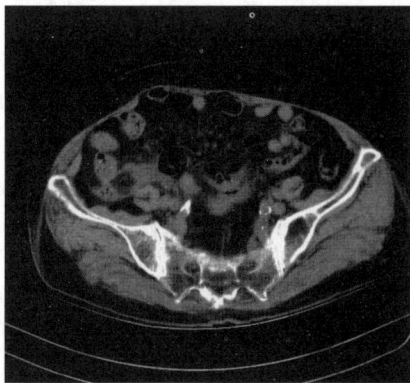

图 8-7

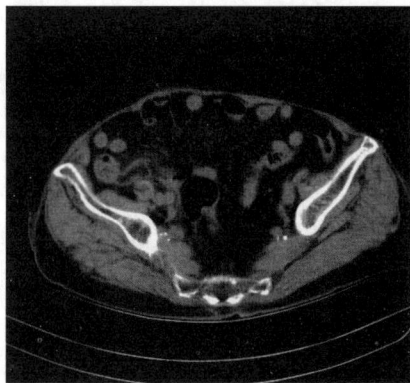

图 8-8

【手术及病理】

手术探查：腹腔内脓性渗液约 10ml，阑尾位于盲肠内下位，长约 6cm，直径约 0.6cm，全程充血水肿，根部好。

病理：急性阑尾炎伴周围炎。

【最终诊断】

阑尾炎伴脓肿形成。

【经验总结】

1. 急性阑尾炎是外科常见病，居各种急腹症的首位。转移性右下腹痛及阑尾点压痛、反跳痛为其常见临床表现，右下腹麦氏点压痛，是该病重要体征；CT平扫及增强示阑尾扩张明显、增粗，阑尾壁水肿。若发生了化脓性炎，则表现为阑尾明显增粗，盲肠壁扩张积气，且局部增厚，阑尾腔中偶尔可以出现结石样的高密度影。

2. 如果未发现异常阑尾或阑尾结石，而仅有盲肠周围的炎性改变，则不能排除阑尾炎的可能，但不能确诊为阑尾炎。因为这种表现不具有特异性，许多其他的病变，如盲肠憩室炎、肠结核、Crohn 病和盆腔炎症均可出现类似表现。如果只有阑尾结石，也不足以诊断急性阑尾炎，因为在正常情况下或无临床症状时也可发现阑尾结石现象。

3. 敏感性较高的征象有阑尾周围脂肪层内出现条纹状影、阑尾增粗、盲肠末端增厚和淋巴结肿大；特异性较高的征象有阑尾增粗、阑尾结石、盲肠末端增厚、箭头征和盲肠条带征。

📋 **病例二**

【病例资料】

1. 现病史

患者李××，女，40岁，进食后有剧烈运动，突发右下腹腹痛、腹胀，有发热，白细胞升高。

2. 既往史

既往体健，无高血压、冠心病、糖尿病病史，无肝炎、疟疾、结核等传染病史。无手术、外伤、输血史，无食物、药物过敏史。预防接种随当地进行。

3. 个人史

已婚，月经规律，无冶游史，无疫情、疫水接触史。一子一女均健康。

4. 家族史

父母健在，兄弟姐妹体健。

5. 体格检查

（1）一般查体

体温：38.5℃，呼吸：22次/分，脉搏：88次/分，血压：109/77mmHg。神志欠清，发育正常，营养正常，睑结膜红润，皮肤无黄染。心率：84次/分，余心肺听诊无异常。双下肢无水肿，余脊柱、四肢未见异常。病理反射阴性。

（2）专科查体

腹壁紧张，未见胃肠型及蠕动波，腹壁静脉无曲张，右下腹压痛明显，伴反跳痛、肌紧张，麦氏点有压痛，Murphy征阴性。全腹未触及包块，腹部移动性浊音阴性，肠鸣音弱。

6. 实验室检查

（1）血常规

WBC：14.58×10^9/L，N%：93.3%，RBC：5.91×10^{12}/L，Hb：108g/L，PLT：166×10^9/L。

（2）尿常规　镜检未见红细胞，隐血试验（－）。

（3）肝肾功、离子

ALT：22 U/L，AST：19 U/L，总胆红素（TBIL）：6.8μmol/L，直接胆红素（DBIL）：2.0μmol/L，间接胆红素（IBIL）：4.8μmol/L；总蛋白（TP）：58g/L，

白蛋白（ALB）：31.3 g/L；钾：3.70 mmol/L，钠：136.2 mmol/L，氯：95mmol/L，余各项无明显异常。

（4）血清淀粉酶　32U/L。

（5）肝炎检测　阴性。

（6）肿瘤标志物　无异常。

【初步诊断】

1.急性阑尾炎伴粪石，周围脓肿。

2.急性腹膜炎。

【影像检查及目的】

1.腹部平片

立位腹部平片对急性阑尾炎确诊意义有限，除非粪石梗阻引起阑尾炎可见粪石影，或少数阑尾穿孔引起腹腔游离积气时有阳性征象，否则仅当作初步筛查。

2.腹部平扫及增强 CT

CT 可显示阑尾形态，观察阑尾是否出现肿大、周围是否有炎性渗出、是否出现腹腔积液，也可明确阑尾是否出现化脓、坏疽甚至是穿孔，对临床诊断意义重大。

【影像检查及分析】

1.影像检查

（1）腹部平片

（2）腹部平扫及增强 CT（图 8－9～8－14）

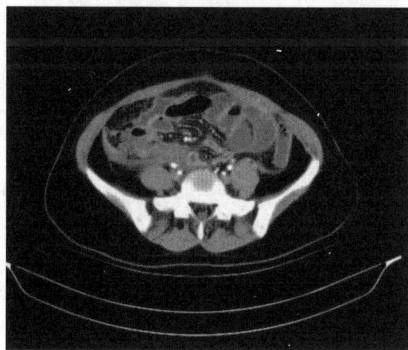

图 8－9

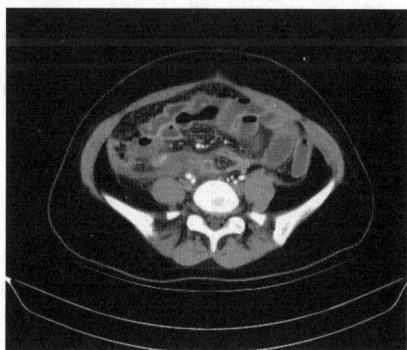

图 8－10

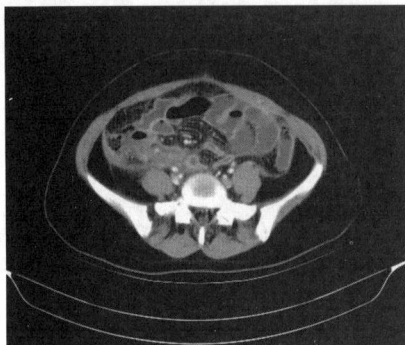

图 8-11

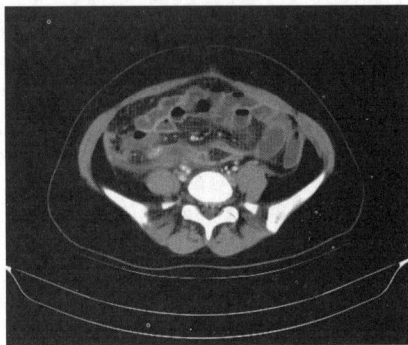

图 8-12

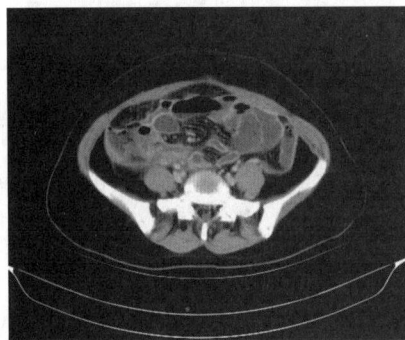

图 8-13

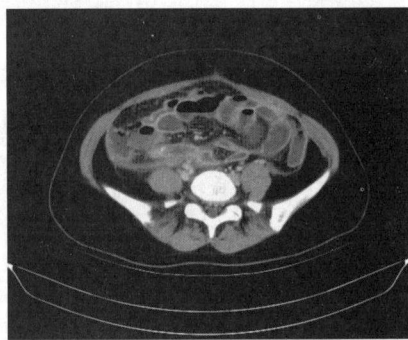

图 8-14

2. 阅片

增强 CT（图 8-9～8-14）：周围见阑尾由右下腹走行至中腹部，阑尾增粗肿大（直径 >6mm），阑尾壁增厚强化、腔内积液、积气，腔内见高密度结石影，周围见积液及明显渗出影，阑尾周围的脂肪组织密度增高并可见条索影，腹膜见增厚，腹腔见少量积液，并见多个稍大淋巴结，阑尾远端位于十二指肠水平段下方。

3. 影像诊断

急性阑尾炎伴周围脓肿，急性腹膜炎。

4. 诊断依据

（1）患者中年女性，起病急，病程短，剧烈运动突发右下腹腹痛，腹痛剧烈，伴发热、恶心、呕吐。

（2）查体腹部压痛、反跳痛，肌紧张，右下腹压痛明显，麦氏点压痛阳性。

（3）CT 示阑尾明显增粗，阑尾壁增厚强化，其内见高密度影，周围见明显渗出影。

5. 鉴别诊断

结合临床表现及 CT 检查，急性阑尾炎的诊断常不难。当 CT 发现阑尾周围炎或脓肿而未发现异常阑尾或阑尾粪石时，应注意要结合临床资料及其他影像征象，排除盲肠憩室炎、结肠结核或 Crohn 病等炎性病变，图 8-15、8-16 示盲肠憩室炎，可见回盲部囊袋状突起影，周围渗出。

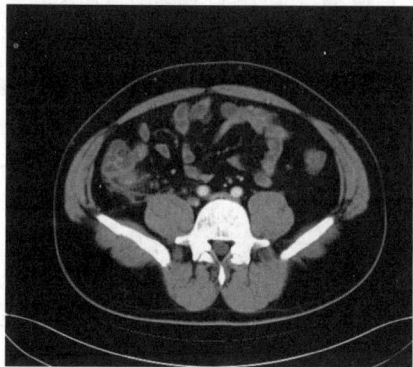 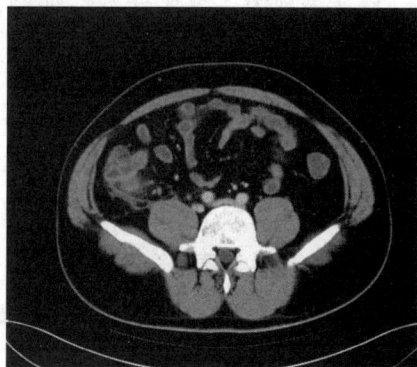

图 8-15   图 8-16

【手术探查】

术中见有脓性渗液约 50ml 左右，阑尾位于盲肠内下位，阑尾长约 8cm，直径1.2cm，全程充血、水肿化脓，根部稍水肿。顺行切除阑尾。

【最终诊断】

急性阑尾炎伴脓肿。

【经验总结】

CT 是否能显示阑尾，及阑尾内有无积气、粪石不能作为诊断或排除急性阑尾炎的依据。盲肠憩室炎与阑尾炎的主要区别在于炎症中心不同，前者以盲肠及憩室为中心，盲肠壁可见囊袋状突出影，其内可见高密度粪石影，周围脂肪间隙模糊；后者以阑尾为中心，周围可见渗出。对于肿块型阑尾炎，增强扫描非常重要，多呈不均匀明显强化，病史及查体是诊断的重要依据。

影像与临床整合分析

一、 急性阑尾炎分型

急性阑尾炎是外科常见病，居各种急腹症的首位。急性阑尾炎的病情变化多端，临床表现为持续伴阵发性加剧的右下腹痛，阑尾点压痛，反跳痛，恶心，呕吐，多数患者白细胞和嗜中性粒细胞计数增高。右下腹阑尾区（麦氏点）压痛，是该病重要体征。

阑尾炎一般分四种类型：急性单纯性阑尾炎、急性化脓性阑尾炎、坏疽及穿孔性阑尾炎和阑尾周围脓肿。

1. 急性单纯性阑尾炎

病变早期，阑尾感染性炎症从黏膜及黏膜下层开始，逐渐向肌层和浆膜层扩散。阑尾外观轻度肿胀，浆膜充血失去光泽，表面附有少量纤维素性渗出物，腔内少量渗液。阑尾各层水肿和中性粒细胞浸润，黏膜表面有小溃疡和出血点。

2. 急性化脓性阑尾炎

又名蜂窝织性阑尾炎，炎症加重，阑尾肿胀明显，浆膜层高度充血，脓性渗出，浆膜层溃疡面加大，管壁各层有小脓肿形成，腔内积脓，阑尾周围的腹腔内有稀薄脓液出现，形成局限性腹膜炎。

3. 坏疽及穿孔性阑尾炎

病变进一步加剧，阑尾管壁坏死或部分坏死，呈暗黑色或黑色。当管腔梗阻合并坏死时，2/3 病例发生穿孔，多位于根部和阑尾近端，穿孔后感染扩散则可引起急性弥漫性腹膜炎。

4. 阑尾周围脓肿

急性阑尾炎化脓坏疽时，大网膜移至右下腹，包裹粘连形成阑尾周围脓肿。

二、 病因

1. 阑尾管腔堵塞

解剖学特点，如管腔细窄、开口狭小、壁内有丰富淋巴组织等，这些都是导致管腔易于堵塞的因素。此外，食物残渣、粪石、异物、蛔虫、肿瘤等也常造成堵塞。

2. 胃肠道疾病影响

胃肠道一些疾病，如急性肠炎、炎性肠病等可直接蔓延至阑尾，或引起阑尾管壁肌痉挛，出现血运障碍而致炎症。

3. 细菌入侵

阑尾发生梗阻及炎症后，黏膜溃疡形成，上皮发生损害，管腔内细菌不能排出而繁殖生长，并侵入管壁，使感染加剧。

4. 梗阻和感染

阑尾为一细长的管道，仅一端与盲肠相通，一旦梗阻，可使管腔内分泌物积存，内压增高，压迫阑尾壁，阻碍远侧血运，在此基础上管腔内细菌侵入受损黏膜，易致感染。有人发现坏疽性阑尾炎都有梗阻存在。阑尾腔因与盲肠相通，因此具有与盲肠腔内相同的以大肠杆菌和厌氧菌为主的菌种和数量。若阑尾黏膜稍有损伤，细菌侵入管壁，可引起不同程度的感染。

三、 检查方法

1. 立位腹部平片。
2. CT 平扫及增强、CTA。
3. 消化道造影。
4. 腹部超声。

四、 阑尾炎诊断思路

1. 及时确诊阑尾炎

阑尾炎的主要临床表现为转移性右下腹痛及阑尾点压痛、反跳痛。正常阑尾是附着于盲肠后内侧的一条蚯蚓状盲管，近端开口于盲肠，位于回盲瓣下方约 2.5cm 处，一般长约 5～10cm。正常阑尾的 CT 表现为位于盲肠末端的小管状结构，直径不超过 6 mm。急性阑尾炎 CT 表现多种多样，CT 诊断急性阑尾炎的直接征象为阑尾增粗，外径 >7mm，腔内积液，管壁增厚 >2 mm，10%～43% 病例阑尾腔内可有结石。阑尾腔内结石对于阑尾炎的诊断有重要意义，当见到异常阑尾和阑尾结石时可以肯定诊断。

2.了解阑尾周围炎的情况

脂肪条纹征是 CT 诊断急性阑尾炎最有价值的间接征象，阑尾周围脂肪条纹征表现为阑尾周围脂肪内斑点状及条纹状模糊影；末端回肠及盲肠管壁增厚；右下腹阑尾周围积液；阑尾周围蜂窝织炎，表现为边界不清、密度均匀或不均匀的软组织密度影，其密度较炎性渗出时的云雾状或片絮状影高。

3.需与以下疾病相鉴别

（1）**肠系膜淋巴结炎**　右下腹痛，多呈阵发性。CT 显示成簇的肠系膜肿大淋巴结。

（2）**回盲部肠结核**　右下腹痛、腹泻或腹泻与便秘交替，腹腔内发现类似阑尾炎临床症状的其他病理情况。CT 示肠壁多为轻度增厚，累及范围广，亦可见肠系膜淋巴结增大、坏死、钙化等腹内结核征象。

（3）**盲肠憩室炎**　周围脂肪炎性改变，憩室及局部肠管壁增厚。

（4）**克罗恩病**　以末端小肠和结肠最为多见。CT 示节段肠壁增厚，厚度多在 15mm 以内，急性分层现象（靶征、双晕征），肠壁均匀增厚，肠腔狭窄，晚期可有瘘道、窦道的形成。

五、 常见误诊原因及体会

诊断急性阑尾炎的最直接 CT 征象为阑尾增粗，外径 >7mm，腔内积液，管壁增厚 >2 mm。但因阑尾较细小，在 CT 诊断过程中容易忽略此征象，因此诊断医生应熟悉阑尾扩张、阑尾周围炎、粪石及其他间接征象，诊断时仔细观察盲肠区域病变，并密切结合临床。此外，慢性阑尾炎引起的阑尾周围脓肿及炎性肿块由于特征不明显，容易误诊为阑尾区肿瘤。阑尾周围脓肿及炎性肿块影像表现为阑尾增粗水肿，沿右髂血管内侧走行，盆腔区右侧可见混杂密度肿块，周围见包膜，内可见分隔状不均匀密度影，并可见游离气体，肿块周围网膜增厚，盆腔可见少量积液，增强扫描动脉期可见脓肿壁环形强化，而阑尾区肿瘤呈斑片状明显不均匀强化，周围边界不清楚，可见肿大淋巴结。当阑尾区肿瘤与阑尾炎难以鉴别，或 CT 上直接征象少时，应观察有无间接征象，密切结合临床，并在病变区域仔细观察有无高密度粪石及气体显示，有无周围脏器侵犯，有时甚至可通过骨窗帮助观察。

重点归纳

急性阑尾炎为最常见的急腹症，大多数急性阑尾炎因阑尾管腔阻塞而引起。阑尾管腔阻塞后，其黏膜分泌的黏液增多，腔内压力升高，管腔扩张，管壁炎性水肿增厚，外壁边缘模糊，腔内可有结石。若阑尾穿孔，阑尾周围可见蜂窝织炎、脓肿，这是由于炎症蔓延所致。典型症状为发热、转移性右下腹痛，右下腹局限性压痛、反跳痛、肌紧张。典型的阑尾炎，通过临床症状和体征，诊断一般不难。但对一些不典型者，B超和CT检查具有一定价值。B超简单易行，但易受肠道蠕动、肠内气体干扰；而CT能清晰显示阑尾及其周围解剖结构，对阑尾周围炎性改变显示清楚，因此对评价阑尾穿孔的价值较大。

第九章

▶ 胆囊炎

◦◦◦ **案例分析** ◦◦◦

病例一

【病例资料】

1. 现病史

患者李××，男，54岁，一年前无明显诱因出现右上腹部胀痛，并向背部放射，疼痛不随体位变化加重。伴间断性发热，体温最高达39℃，无上腹饱胀、呃逆、纳差，无恶心、呕吐。

2. 既往史

既往体健，否认肝炎、结核等传染病史，否认高血压、心脏病史，否认糖尿病、脑血管疾病、精神疾病史。1999年曾因腹部闭合伤、脾裂伤行剖腹探查术＋脾修补术。否认食物、药物过敏史。预防接种随当地进行。

3. 个人史

已婚，久居本地，无冶游史，无疫情、疫水接触史。无吸烟、饮酒史。配偶健在，子女健在。

4. 家族史

父母已故，兄弟姐妹体健，否认家族性遗传病史。

5. 体格检查

（1）一般查体

体温：36.6℃，呼吸：16次/分，脉搏：67次/分，血压：112/78mmHg。表

情自如，自主体位，神志清楚，查体合作。皮肤无黄染。无皮疹、皮下结节，无肝掌、蜘蛛痣。心率：67次/分。双下肢无水肿，余脊柱、四肢未见异常。病理反射阴性。

（2）专科查体

腹平坦，未见腹壁静脉曲张，未见胃肠型及蠕动波，上腹部可见长约15cm手术切口瘢痕。右上腹无压痛，反跳痛阳性，无腹肌紧张，Murphy征阳性。全腹未扪及包块，肝、脾肋下未触及，肝、肾区无叩击痛，腹部移动性浊音阴性。听诊肠鸣音正常。

6. 实验室检查

（1）血常规

WBC：5.6×10^9/L，N%：58.6%，RBC：4.87×10^{12}/L，Hb：153g/L，PLT：159×10^9/L。

（2）尿常规 镜检未见红细胞，隐血试验（－）。

（3）尿HCG 阴性。

（4）凝血

活化部分凝血活酶时间（APTT）：25.3s

凝血酶原时间（PT）：10.7s

纤维蛋白原含量（FIB）：2.84 g/L

凝血酶时间（TT）：19.4s

PT国际标准化比值（INR）：0.93

（5）肝肾功、离子

ALT：8U/L，AST：14U/L，总胆红素（TBIL）：16.5μmol/L，直接胆红素（DBIL）：4.1μmol/L，间接胆红素（IBIL）：12.4μmol/L；总蛋白（TP）：73.1g/L，白蛋白（ALB）：42.1g/L；钠：142.5mmol/L，氯：102.5mmol/L，钾：3.98mmol/L，总钙：2.18mmol/L，二氧化碳：28.2mmol/L，余各项无明显异常。

（6）肝炎检测 阴性。

（7）肿瘤标志物 AFP：37.8ng/ml，余未见异常。

【初步诊断】

根据患者目前病情，初步考虑：

1. 胆囊结石伴胆囊炎。

2. 脾破裂修补术后。

【影像检查及目的】

1. 腹部 X 线平片

了解是否同时伴有胆囊阳性结石和部分胆囊壁钙化。

2. 腹部 CT 平扫及增强

腹部 CT 平扫可以判断有无胆囊肿大，胆囊腔内有无结石，胆囊壁有无增厚，胆囊腔内、胆道内及胆囊周围有无积气。CT 增强扫描可以明确胆囊壁增厚程度及强化情况，胆囊窝周围肝组织充血及脂肪组织渗出性改变，以及与邻近腹膜、网膜、系膜的关系，从而判断是否为坏疽性胆囊炎、气肿性胆囊炎等特殊类型胆囊炎。

3. 腹部 MRI 扫描及磁共振胰胆管成像（MRCP）

腹部 MRI 扫描可多参数成像，MRCP 可显示胆系全貌，不需使用对比剂，对胆系结石显示率高。

4. 腹部超声

【影像检查及分析】

1. 影像检查

（1）腹部 CT 平扫（图 9 - 1、9 - 2）

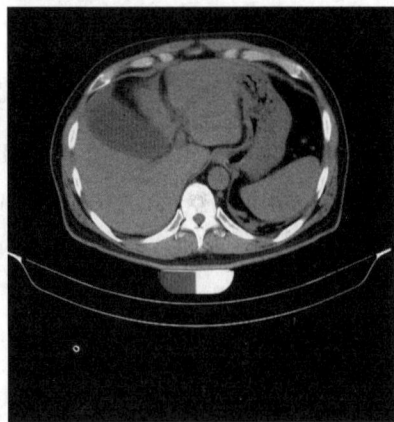 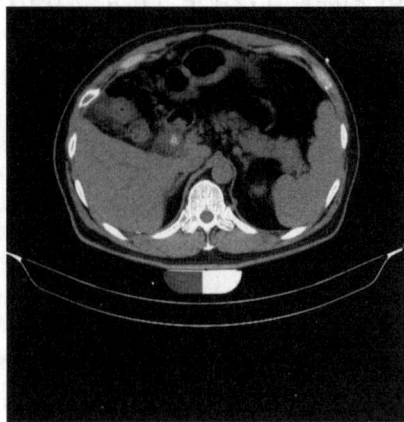

图 9 - 1 　　　　　　　　　　　　　　图 9 - 2

（2）腹部 MRCP 扫描图（图 9 - 3、9 - 4）

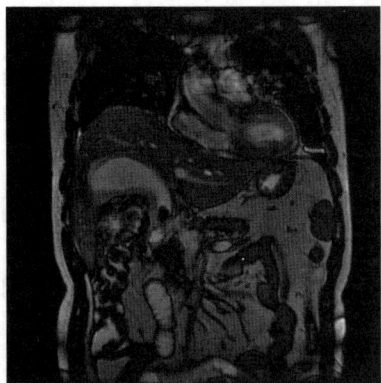

图 9 - 3

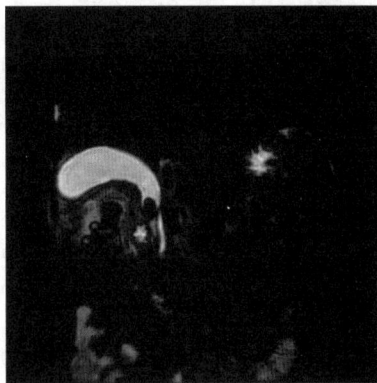

图 9 - 4

2. 阅片

腹部 CT 平扫：胆囊增大，横径≥5cm，胆囊壁增厚、毛糙，呈分层状均匀增厚，周围脂肪间隙模糊，胆囊颈部见高密度结节影（图 9 - 1、9 - 2）；肝内外胆管无扩张，肝门结构清，未见异常组织密度影。

MRCP：肝内胆管及左右肝管无明显扩张，肝总管及胆总管走形自然，胆囊较大，壁增厚、毛糙，胆囊颈部可见一类圆形异常低信号影，径约 2.0cm，边界清晰。胆囊周围长 T1 长 T2 信号水肿，胰管未见扩张（图 9 - 3、9 - 4）。

腹部彩超：胆囊大小约 10.4cm × 4.1cm，壁厚 0.5cm，欠光滑，内部液区清晰。

3. 影像诊断

胆囊结石伴急性胆囊炎。

4. 诊断依据

（1）患者中年男性，无明显诱因出现右上腹部胀痛，并向背部放射，疼痛不随体位变化加重，伴间断性发热，体温最高达 39℃。Murphy 征阳性。实验室检查间接胆红素增高（12.4μmol/L）。

（2）腹部 CT 平扫示胆囊大，胆囊壁毛糙并弥漫性均匀增厚，胆囊颈部见高密度结节影，胆囊周围见低密度水肿带；MRCP 示胆囊较大，壁厚毛糙，颈部可见一类圆形异常低信号影，径约 2.0cm，胆囊周围见 T2WI 高信号的水肿带；腹部彩超示胆囊大小约 10.4cm × 4.1cm，壁厚 0.5cm，欠光滑。

5. 鉴别诊断

（1）慢性胆囊炎　临床症状不典型。腹部 CT 多见胆囊缩小，胆囊壁均匀增厚，部分可伴钙化。增强扫描显示胆囊壁均匀强化，胆囊周围无低密度水肿带

（图9-5、9-6）。

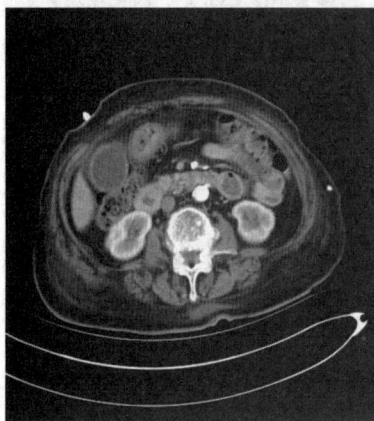

图9-5

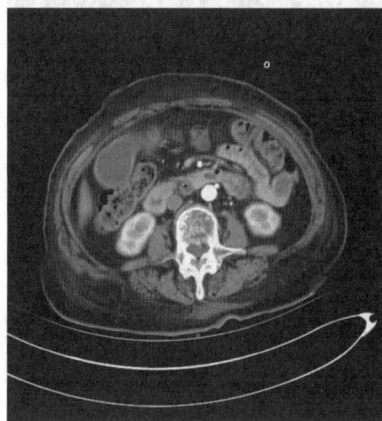

图9-6

（2）胆囊息肉　患者多无症状，可多发或单发。腹部CT可发现胆囊壁向腔内突出的软组织密度小结节，表面光滑，邻近胆囊壁无增厚。增强扫描可见结节明显强化（图9-7、9-8）。

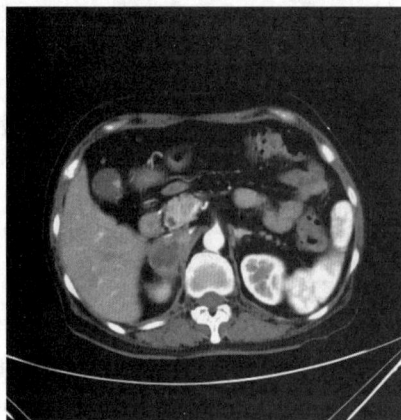

图9-7

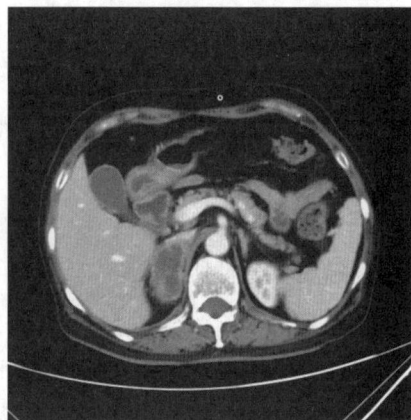

图9-8

（3）胆囊癌　胆囊癌多见于胆囊底部和颈部，高发年龄为60～70岁，多数患者有长期慢性胆囊炎的症状。

胆囊癌CT表现为胆囊变形，壁僵硬，胆囊壁局限性或非均匀性弥漫增厚，且凹凸不平不规则，亦可见胆囊壁消失或显示不清，与正常肝组织分界不明确（图9-9、9-10）；胆囊壁向腔内的突起呈乳头状或菜花状肿物，肿块强化明显；可引起胆囊管阻塞，邻近肝脏等其他腹部脏器转移，淋巴结肿大等恶性征象。

　　胆囊癌 MRI 表现与 CT 类似，肿瘤 T1WI 表现为不均匀低信号，边缘不规则，T2WI 呈不均匀高信号（图 9 – 11 ~ 9 – 14），还可显示肿瘤沿胆系蔓延或由胆管癌栓所致的肝内、外胆管扩张等表现。

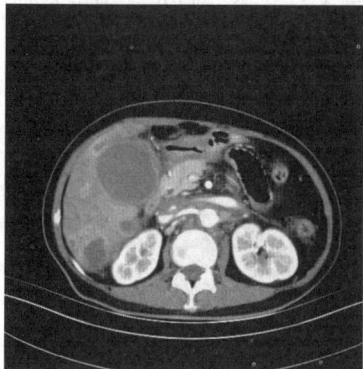

图 9 – 9

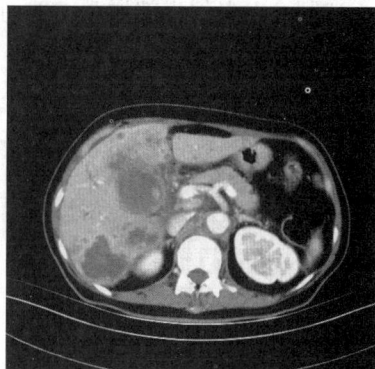

图 9 – 10

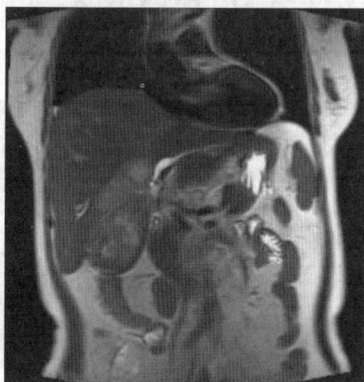

图 9 – 11

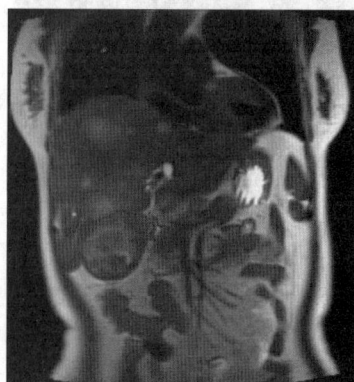

图 9 – 12

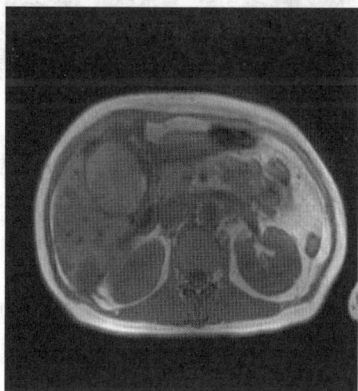

图 9 – 13

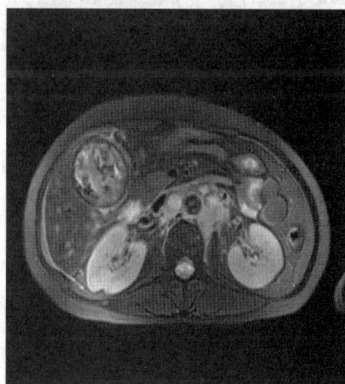

图 9 – 14

（4）肝硬化及肝炎所致的胆囊壁增厚　肝硬化及肝炎所致的胆囊壁增厚，胆囊不增大，结合肝硬化及肝炎病史可以鉴别。图9－15、9－16为肝硬化患者腹部MRI增强扫描，胆囊不大，胆囊壁增厚、毛糙，周围脂肪间隙欠清晰；图9－17、9－18为上述同一患者的腹部增强CT，胆囊不大，壁增厚强化，周围见低密度水肿带。

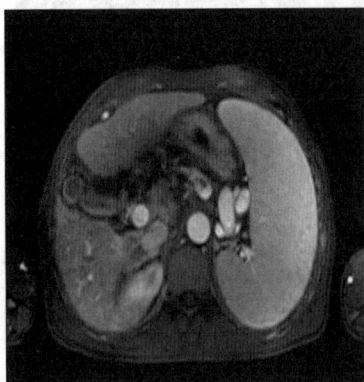

图9－15

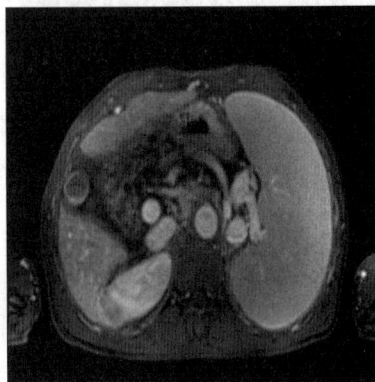

图9－16

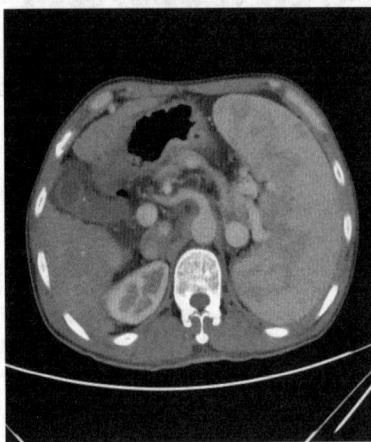

图9－17

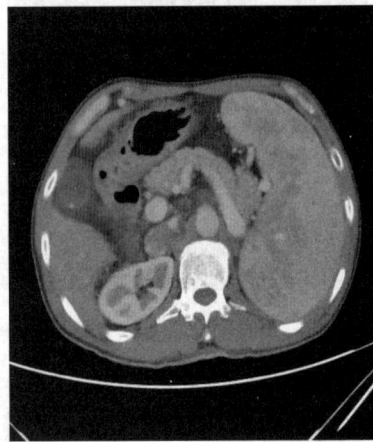

图9－18

（5）慢性胃炎、胃溃疡　患者一般既往有慢性消化性溃疡病史，常伴有反酸、胃灼热、嗳气、腹胀等症状，且呈季节性发作和规律性疼痛，胃镜检查可见胃内炎性、溃疡病灶，对鉴别诊断有较大帮助。

（6）其他　肠梗阻、空腔脏器穿孔、急性胰腺炎、急性肠坏死、急性胆管炎、急性阑尾炎等，亦需进行临床鉴别。

【手术及病理】

手术探查：胆囊炎症表现，壁厚 0.5cm，大小约 10.4×4.1cm，内有结石。术中诊断为胆囊结石伴胆囊炎。

病理：急性化脓性胆囊炎伴混合性结石形成。

【最终诊断】

胆囊结石伴急性化脓性胆囊炎。

【经验总结】

1. 急性胆囊炎是一种常见的临床急腹症，容易与众多急腹症混淆，造成误诊。经过腹部 CT 平扫，可见胆囊增大，胆囊壁毛糙并呈分层状弥漫性均匀增厚，胆囊颈部见高密度结节影，胆囊周围见低密度水肿带；MRCP 示胆囊较大，壁厚毛糙，颈部可见一类圆形异常低信号影，径约 2.0cm，胆囊周围见 T2WI 高信号的水肿带，可以排除腹腔其他病变。

2. 患者病史、查体、实验室检查是诊断的重要依据，影像诊断需和临床紧密结合。在急性胆囊炎诊断过程中应该快速判断以下问题：有无合并胆囊结石、胆囊坏死、穿孔，形成胆汁漏等。对于急性结石性胆囊炎，因为病情急、变化快，应尽快行内科消炎治疗并做好术前准备，尽早手术治疗。

病例二

【病例资料】

1. 现病史

患者何××，女，54 岁，间断性右上腹部疼痛 1 月余，疼痛向周围放射，随体位变化加重，无上腹饱胀、呃逆、纳差，无寒战发热、皮肤巩膜黄染、恶心、腹泻、血便。

2. 既往史

于 9 年前在当地医院行胆总管切开取石术，手术顺利。无高血压、冠心病、糖尿病病史，无肝炎、疟疾、结核等传染病史。无输血史，无食物、药物过敏史。预防接种史不详。

3. 个人史

已婚，无吸烟、饮酒史，孕 3 产 3，3 女体健。月经周期规律，月经量中等，无血块，无痛经。

4. 家族史

父母已故，兄弟姐妹健在，否认家族性遗传病史。

5. 体格检查

（1）一般查体

体温：36.2℃，呼吸：17次/分，脉搏：68次/分，血压：112/80mmHg。神志清，精神欠佳。心率：68次/分，余心肺听诊无异常。全身皮肤黏膜未发现黄染，无肝掌、蜘蛛痣。全身浅表淋巴结未触及异常肿大。

（2）专科查体

腹平坦，未见胃肠型及蠕动波，腹壁静脉无曲张，右上腹部可见一长约15cm纵行手术瘢痕，右上腹压痛，反跳痛，肌紧张，Murphy征阳性。全腹未触及包块，肝、脾肋下未及，肝、脾、双肾区无叩击痛，腹部移动性浊音阴性。肠鸣音未见异常。

6. 实验室检查

（1）血常规

WBC：4.91×10^9/L，N%：53.4%，RBC：4.75×10^{12}/L，Hb：149g/L，PLT：178×10^9/L。

（2）尿常规 镜检未见红细胞，隐血试验（－）。

（3）肝肾功、离子

ALT：20 U/L，AST：22 U/L，总胆红素（TBIL）：14.8μmol/L，直接胆红素（DBIL）：4.0μmol/L，间接胆红素（IBIL）：10.8μmol/L；总蛋白（TP）：75.1g/L，白蛋白（ALB）：45.9 g/L；钾：4.21 mmol/L，钠：143.8 mmol/L，氯：106.1mmol/L，余各项无明显异常。

（4）肝炎检测 阴性。

（5）肿瘤标志物

CA125：29.1U/ml，余无异常。

【初步诊断】

根据患者目前病情，初步考虑：

1. 胆囊占位？

2. 慢性胆囊炎，胆囊结石？

3. Mirizzi 综合征？

【影像检查及目的】

1. 腹部 X 线平片

了解是否同时伴有胆囊阳性结石和部分胆囊壁钙化。

2. 腹部 CT 平扫及增强扫描

腹部 CT 平扫可以判断有无胆囊体积显著萎缩或变形呈"葫芦状",有无胆囊壁增厚(壁厚≥3mm)及钙化,胆囊周围有无明显水肿、积液;CT 增强扫描可以判断胆囊壁强化程度及方式,如增强扫描黏膜和肌层早期强化、黏膜下层(纤维化)延迟强化。重度炎症时,T2WI 上,胆囊壁信号较邻近脂肪信号低。

3. 腹部 MRI 扫描及 MRCP

腹部 MRI 扫描可多轴面成像,对阴性结石的判断优于 CT,对阳性结石的判断与 CT 相仿。MRCP 可显示胆系全貌,生理状态成像,不用对比剂,对胆系结石显示率高。

【影像检查及分析】

1. 影像检查

(1) 腹部 CT 增强 (图 9 – 19 ~ 9 – 24)

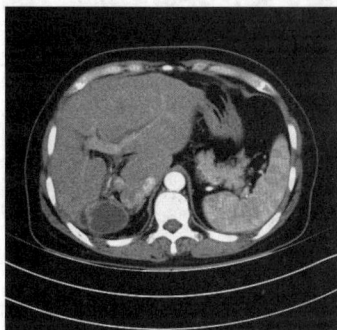

图 9 – 19

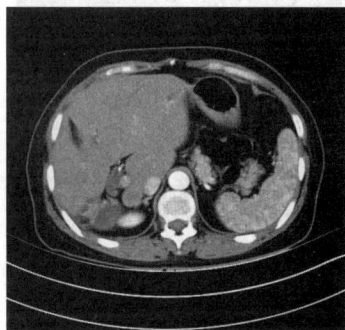

图 9 – 20

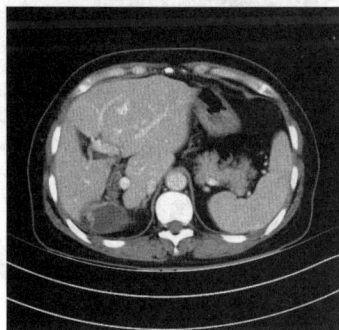

图 9 – 21

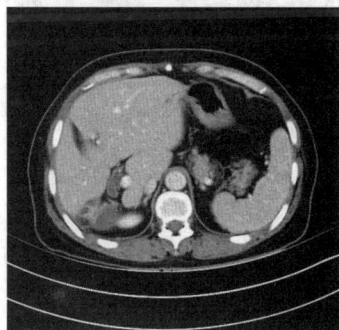

图 9 – 22

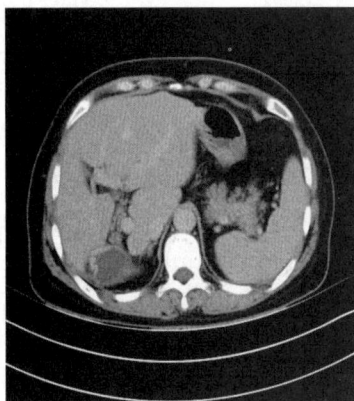

图 9 −23

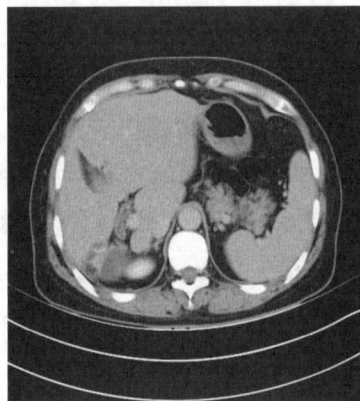

图 9 −24

（2）腹部 MRCP（图 9 − 25 ~ 9 − 28）

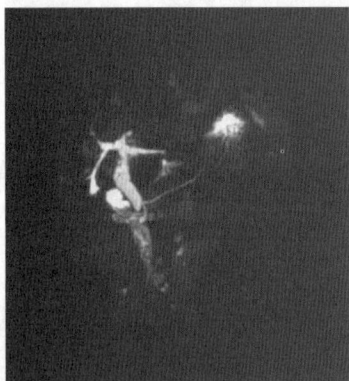

图 9 −25

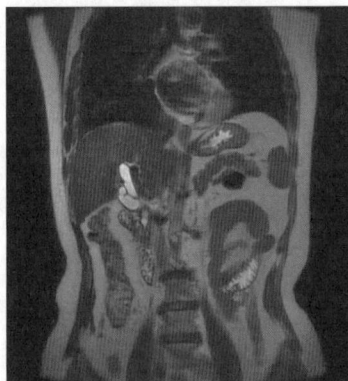

图 9 −26

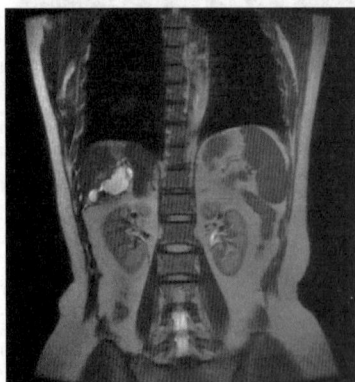

图 9 −27

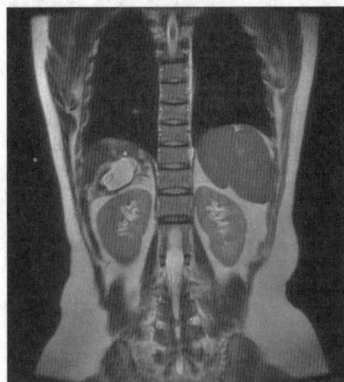

图 9 −28

2. 阅片

上腹部 CT 增强：胆囊底部壁不规则增厚，增强动脉期、静脉期及延迟期持续强化，最厚处约 1.0cm，与周围肝实质分界欠清（图 9 - 19 ～ 9 - 24）。增强扫描后邻近肝实质动脉期明显较均匀强化，门脉期及平衡期呈等密度。十二指肠降段内缘可见囊袋状影，其内见低密度气体影，胆总管下端受压，继发肝内外胆管扩张，最宽处 1.2cm，肝门结构清。

MRCP：胆囊胆总管上段受压变细，左肝管及胆总管下段扩张（图 9 - 25、9 - 26）。胆囊底部不规则，局部呈囊袋样改变（图 9 - 27、9 - 28）。

3. 影像诊断

（1）胆囊底部壁不规则增厚、强化，不除外恶性病变，并邻近肝实质受侵。

（2）十二指肠降段内侧缘憩室，胆总管下端受压，继发肝内外胆管扩张，胰管轻度扩张。

4. 诊断依据

（1）患者中年女性，主因间断性右上腹部疼痛 1 月余入院。

（2）查体腹部压痛、反跳痛，肌紧张，右下腹压痛明显，肠鸣音未闻及。

（3）上腹部 CT 扫描显示胆囊底部壁不规则增厚，增强后动脉期、静脉期及延迟期持续强化，最厚处约 1.0cm，与周围肝实质分界欠清。增强后动脉期邻近肝实质明显强化，门脉期及平衡期呈等低密度。

腹部 MRCP 示胆囊炎，胆囊体积增大，胆囊底部折叠、变形，局部胆汁淤积。胆总管上段受压变细，左肝管及胆总管下段扩张。

5. 鉴别诊断

（1）急性胆囊炎 急性起病，表现为右上腹压痛，Murphy 征阳性。CT 示胆囊增大，壁弥漫性均匀增厚，多数可见结石影，胆囊周围水肿、积液明显（图 9 - 29 ～ 9 - 32）。

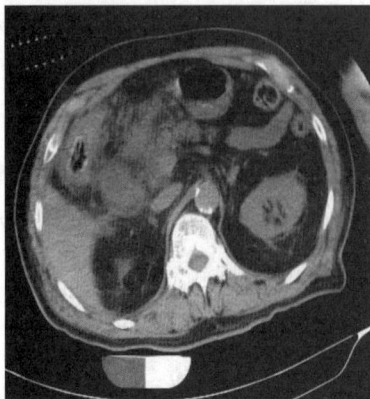

图 9 - 29

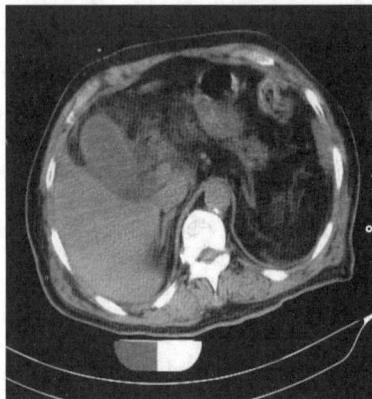

图 9 - 30

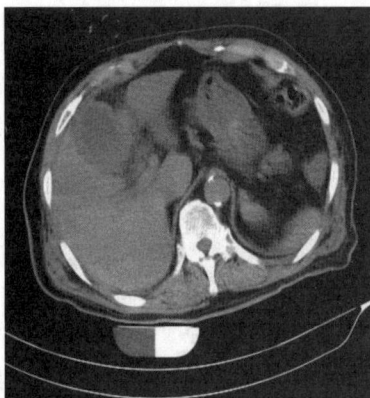

图 9 - 31

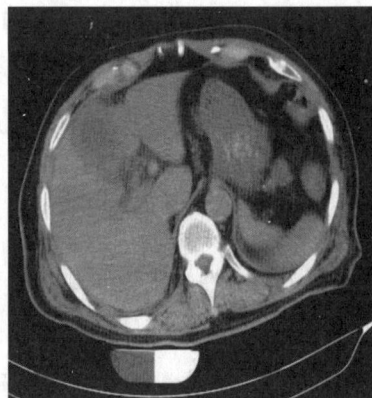

图 9 - 32

（2）胆囊癌　多数胆囊癌患者有长期慢性胆囊炎的症状。CT 表现为胆囊壁局限性或非均匀性弥漫增厚，亦可见胆囊壁消失或显示不清，与正常肝组织分界不明确；胆囊壁向腔内突起呈乳头状或菜花状肿物，肿块强化明显（图 9 - 33 ~ 9 - 35）；胆囊颈癌肿早期可引起胆囊管阻塞，邻近肝脏等其他腹部脏器转移、淋巴结肿大等恶性征象。

胆囊癌 MRI 表现：肿瘤 T1WI 表现为不均匀低信号，边缘不规则，T2WI 呈不均匀高信号（图 9 - 36、9 - 37），还可显示肿瘤沿胆系蔓延或由胆管癌栓所致的肝内外胆管扩张等表现（图 9 - 38 ~ 9 - 40）。

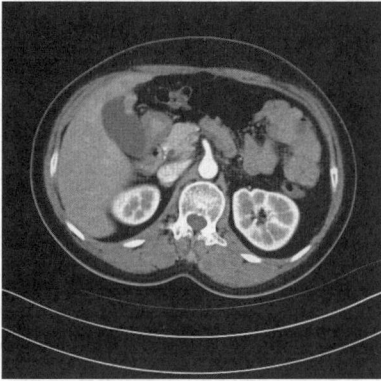

图 9 – 33

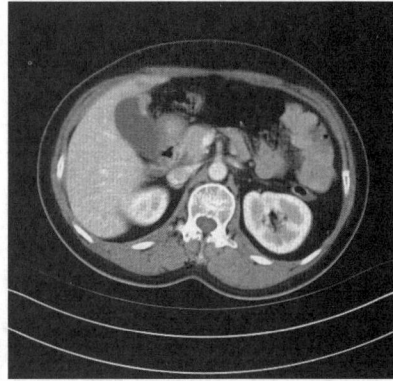

图 9 – 34

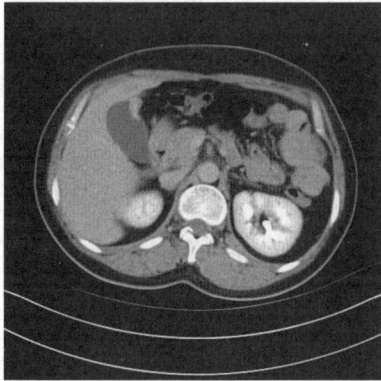

图 9 – 35

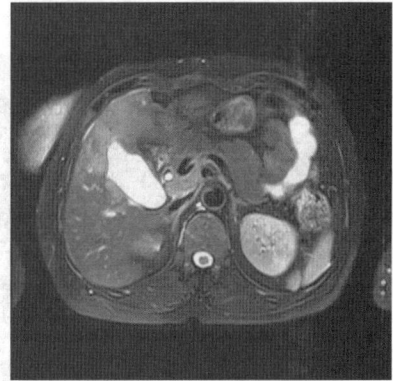

图 9 – 36

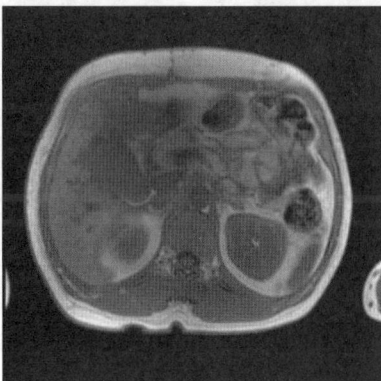

图 9 – 37

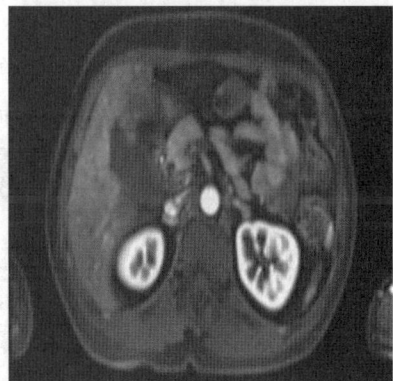

图 9 – 38

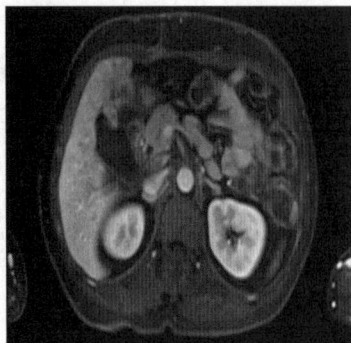

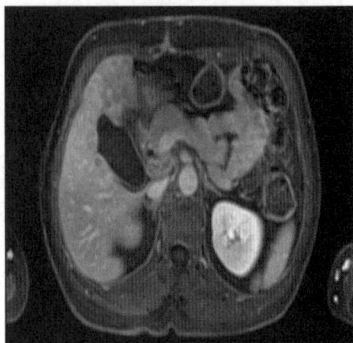

图9-39　　　　　　　　　　　　图9-40

（3）胆囊息肉　患者多无症状，可多发或单发。腹部CT可发现胆囊壁向腔内突出的软组织密度小结节，邻近胆囊壁无增厚。增强扫描可见结节明显强化（图9-41、9-42）。

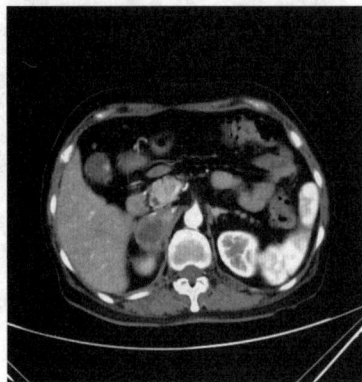

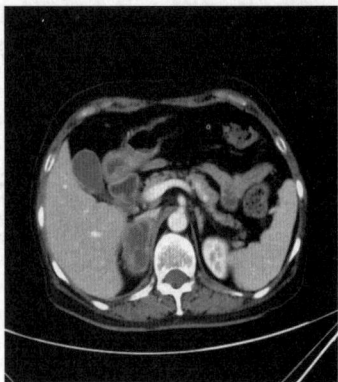

图9-41　　　　　　　　　　　　图9-42

（4）肝硬化及肝炎导致的胆囊壁增厚　肝硬化及肝炎可导致胆囊壁增厚胆囊不增大（图9-43~9-46），结合肝硬化及肝炎病史可以鉴别。

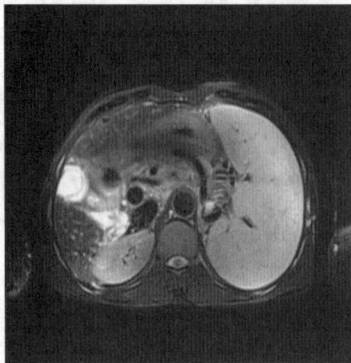

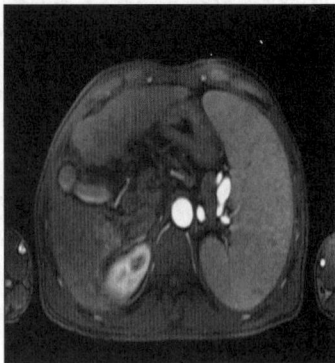

图9-43　　　　　　　　　　　　图9-44

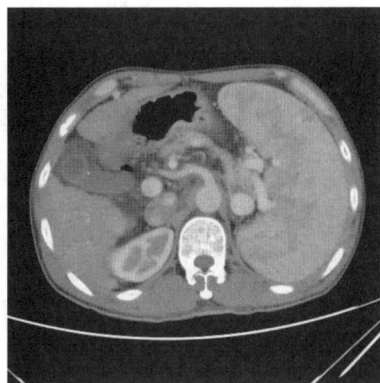

图9-45

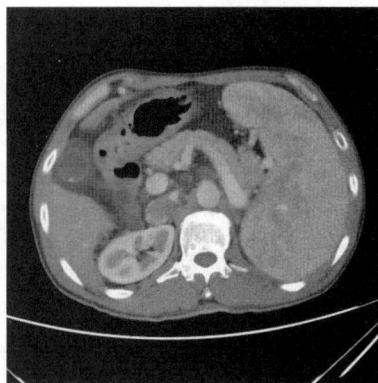

图9-46

（5）**慢性胃炎、胃溃疡**　患者一般既往有慢性消化性溃疡病史，常伴有反酸、胃灼热、嗳气、腹胀等症状，且呈季节性发作和规律性疼痛，胃镜检查可见胃内炎性、溃疡病灶，对鉴别诊断有较大帮助。

（6）**其他**　肠梗阻、空腔脏器穿孔、胰腺炎、急性肠坏死、胆管炎、阑尾炎等，亦需进行临床鉴别。

【手术】

患者在全麻下行胆囊切除术 + 剖腹探查术 + 腹腔粘连松解术。探查见腹腔内广泛粘连，腹腔无积气、积液，胆总管内径1.2cm，内无结石。胆囊慢性炎症表现，大小约5.0cm×4.0cm×3.0cm，胆囊底部质地硬。

【最终诊断】

慢性胆囊炎急性活动，另可见胆囊周围淋巴结1枚反应性增生。

【经验总结】

1.慢性胆囊炎多由急性胆囊炎发展而来，临床症状不典型，常出现腹胀不适、上腹隐痛、厌油、消化不良等症状。专科检查右上腹局限性压痛，Murphy征阳性。通常建议患者做腹部CT及超声检查，以明确胆囊及周围情况。本例患者腹部CT报告示胆囊底部壁不规则增厚、强化，最初判断不除外恶性病变，并邻近肝实质受侵。仔细回观患者腹部CT，发现胆囊底部壁形态不规则，但增厚较均匀一致，增强扫描示胆囊壁轻度均匀强化，未出现胆囊壁消失或显示不清征象。而胆囊癌的胆囊壁增厚则表现为胆囊壁局限性或非均匀弥漫性增厚，且凹凸不平不规则，亦可见胆囊壁消失或显示不清，与周围肝组织分界不明确，可与慢性胆囊炎鉴别。另外，本例患者增强扫描示邻近肝实质动脉期明显较均匀强化，门脉期及平衡期呈等密度，而胆囊癌患者周围受侵肝实质呈"快进快出"型强化，门脉期及平衡期造影剂退出，邻近肝实质呈低密度改变。再者，十二指肠降段内缘囊袋状憩室，致胆总管下端受压，继发肝内外胆管扩张，可见胆管异常改变是由于十二指肠降段憩室所致，而与胆囊病变无关。除此之外，本例患者肝门结构清，未见异常肿大淋巴结，而胆囊癌可能伴有周围多发淋巴结肿大，可鉴别。总之，本例患者腹部 CT 扫描未发现上述恶性征象。

2. 对于慢性胆囊炎，由于长期慢性炎性刺激，容易引起恶变等不良后果，因此应在行内科消炎治疗的同时做好术前准备，尽早手术治疗。

3. 本例患者腹部 CT 出现误诊，究其原因在于影像医师麻痹大意，观察不仔细，未认真分析胆囊壁增厚的特点及胆囊周围间隙的清晰度来综合判断。所以对于影像学表现的某些细微改变，需要认真仔细观察，才能使诊断准确无误。

∘∘∘ 影像与临床整合分析 ∘∘∘

一、胆囊炎的诊断思路

1. 急性胆囊炎

为常见急腹症。主要病因是梗阻与感染。发病年龄常见于 45 岁以下，男女比例为 1:2。临床主要表现为急性发作性右上腹痛，放射至右肩胛部，伴有高热、畏寒、呕吐。检查右上腹压痛，墨菲（Murphy）征阳性。实验室检查白细胞计数增高，血清胆红素或碱性磷酸酶增高。

（1）发病机制　结石性胆囊炎（90%），与胆囊管结石嵌顿有关；非结石性胆囊炎（10%），可见于严重创伤或长期禁食，胆囊扩张导致胆囊壁缺血。易患因素为胆石症、油腻食物、营养过度。

（2）并发症　胆囊壁内或胆囊周围脓肿、胆囊坏疽、胆囊穿孔、脓胸、腹膜炎。

（3）分型与影像　分为三种类型，分别为单纯性急性胆囊炎、化脓性急性胆囊炎、坏疽性急性胆囊炎。

①单纯性急性胆囊炎：胆囊增大（直径≥5cm）。

②化脓性急性胆囊炎：胆囊壁弥漫性、向心性增厚、水肿，壁厚≥3mm，增厚的胆囊壁呈分层状强化，其中内层强化明显且强化时间较长，外层为无强化的

组织水肿层，胆囊腔内充满脓液，周围炎性渗出，胆囊床脂肪密度增高并有积液、积脓。

③坏疽性急性胆囊炎：胆囊肿大，胆囊壁缺血、坏死、出血、穿孔，引起胆汁性腹膜炎。如为产气细菌感染，则胆囊坏疽的同时，胆系内或胆系旁积气（气肿性胆囊炎），CT表现为胆囊壁内或胆囊内有气体（表9-1）。

表9-1　急性胆囊炎影像表现

	腹部 CT	腹部 MRI
1. 胆囊体积	增大	增大
2. 胆囊壁	增厚、水肿 胆囊穿孔 胆囊壁间脓肿	增厚，T2WI 信号升高 胆囊穿孔、胆囊周围脓肿 胆囊壁不完整，有夹层
3. 胆囊腔	胆囊结石 积脓、积气	T2WI 高信号，T1WI 阴性 胆汁信号低或高
4. 胆囊床	积液 胆囊周围炎	胆囊周围局限性长 T1WI 长 T2WI 信号 胆囊周围、邻近肝脏脓肿形成

2. 慢性胆囊炎

慢性胆囊炎是最常见的胆囊炎类型，多由反复发作的急性胆囊炎发展而来。男女发病率约1:1.5。临床症状可不典型，也可表现为腹胀不适、上腹部隐痛、厌油、消化不良等。右上腹局限性压痛，墨菲（Murphy）征阳性。

X线可以发现是否同时伴有胆囊阳性结石和部分胆囊壁钙化。腹部CT平扫及增强，多见胆囊缩小或变形，也可增大，胆囊壁多均匀增厚，可伴钙化；增强扫描示增厚的胆囊壁均匀强化，胆囊周围无明显水肿、积液。MRI与CT表现大致相似，重度炎症时，T2WI上，胆囊壁信号较邻近脂肪信号低。

二、鉴别诊断

1. 胆囊癌

多见于胆囊底部和颈部，高发年龄为60~70岁。胆囊癌CT表现为胆囊变形，壁僵硬，胆囊壁局限性或非均匀性弥漫增厚，且凹凸不平不规则，亦可见胆囊壁消失或显示不清，与正常肝组织分界不明确；胆囊壁向腔内突起呈乳头状或菜花状肿物，肿块强化明显；胆囊颈癌肿早期可引起胆囊管阻塞，邻近肝脏等其他腹部脏器转移、淋巴结肿大等恶性征象。胆囊癌MRI表现与CT类似，肿瘤

T1WI 表现为不均匀低信号，边缘不规则，T2WI 呈不均匀高信号，还可显示肿瘤沿胆系蔓延或由胆管癌栓导致的肝内外胆管扩张等表现。

2. 胆囊息肉

患者多无症状，可多发或单发。腹部 CT 可发现胆囊壁向腔内突出的软组织密度小结节，邻近胆囊壁无增厚。增强扫描可见结节明显强化。

3. 肝硬化及肝炎导致的胆囊壁增厚

肝硬化及肝炎所致胆囊壁增厚，胆囊不增大，结合肝硬化及肝炎病史可以鉴别。

4. 慢性胃炎、胃溃疡

患者一般既往有慢性消化性溃疡病史，常伴有反酸、胃灼热、嗳气、腹胀等症状，且呈季节性发作和规律性疼痛。胃镜检查可见胃内炎性、溃疡病灶，对鉴别诊断有较大帮助。

三、 常见误诊原因及体会

胆囊炎临床误诊、漏诊并不少见，主要原因是胆囊炎与慢性胃炎及胆囊癌临床表现相似，有时候确实不好区分。排除慢性胃炎最有效的方法就是胃镜及上消化道钡餐检查。有些胆囊炎也要排除早期胆囊癌，有些不典型胆囊炎表现为胆囊壁不均匀增厚，局部有软组织影，但其 CT 增强扫描没有胆囊癌强化明显。

> **重点归纳**
>
> 诊断胆囊炎首先要全面了解患者的病史、临床表现，快速确定需要哪一种检查方法，并及时和影像医师沟通，充分利用各种检查手段快速、准确地为临床提供有用的信息。腹部平片可以发现是否同时伴有胆囊阳性结石和部分胆囊壁钙化。腹部 CT 多见胆囊缩小或变形，也可增大，胆囊壁多均匀增厚，可伴钙化；增强扫描示增厚的胆囊壁均匀强化，胆囊周围无明显水肿、积液。MRI 与 CT 表现大致相似，重度炎症时，T2WI 上，胆囊壁信号较邻近脂肪信号低，CT/MRI 平扫及增强扫描可以提示有无合并胆囊坏死、穿孔、胆汁漏等。增强扫描可以明显提高胆囊炎及胆囊癌、胆囊息肉等病变诊断的准确性。MRCP（磁共振胰胆管成像）可显示胆系全貌，生理状态成像，不用对比剂，对胆系结石显示率高。

第十章

▶ **急性胆管炎**

●●● **案例分析** ●●●

病例一

【病例资料】

1. 现病史

患者李××，男，69 岁，于 3 个月前无明显诱因出现上腹部疼痛，并向右侧肩背部放射，疼痛不随体位变化加重，伴上腹饱胀、恶心、呕吐、发热等不适。在当地给予输液治疗（具体用药不详），症状好转。此后病情平稳，未再次发作，无呕吐，无腰背部放散痛，无皮肤巩膜黄染、恶心、高热、腹泻、血便，无咳嗽、咳痰，无胸闷、气短、尿频、尿急、尿痛、血尿等。自发病以来，患者精神、睡眠、饮食可，大小便正常，体力体重无明显变化。

2. 既往史

3 个月前当地医院检查诊断为"心脏病"病史，2008 年有阑尾切除手术史。否认肝炎、结核、疟疾病史，否认高血压史，否认糖尿病、脑血管疾病、精神疾病史。否认外伤、输血史，否认食物、药物过敏史。预防接种史不详。

3. 个人史

生于陕西省，久居本地，无吸烟、饮酒史。已婚，配偶健在，子女健在。

4. 家族史

父母去世，3 个妹妹健在，否认家族性遗传病史。

5. 体格检查

（1）一般查体

体温：37.3℃，脉搏：72 次/分，呼吸：23 次/分，血压：118/88mmHg。神志清楚，皮肤巩膜无黄染，双肺呼吸音清，未闻及干湿性啰音。心率：72 次/分，律齐，各瓣膜听诊区未闻及杂音。余心肺听诊无异常。双下肢无水肿，余脊柱、四肢未见异常。病理反射阴性。

（2）专科查体

腹部平坦，全腹无压痛，肝脾未触及，Murphy 征阴性，肠鸣音正常。未见腹壁静脉曲张，未见胃型蠕动波，未见肠蠕动波，无反跳痛及腹部包块，腹肌无紧张，肝脏肋下未触及，脾脏肋下无触及，肝脾区无叩击痛。腹部移动性浊音阴性，可闻及气过水声。

6. 实验室检查

（1）血常规

WBC：9.78×10⁹/L，RBC：4.9×10¹²/L，Hb：109g/L，PLT：196×10⁹/L。

（2）尿常规 镜检未见红细胞，隐血试验（－）。

（3）肝肾功

ALT：29 U/L，AST：30 U/L，总胆红素（TBIL）：9.8μmol/L，直接胆红素（DBIL）：4.5μmol/L，间接胆红素（IBIL）：7.3μmol/L；总蛋白（TP）：65g/L，白蛋白（ALB）：42 g/L，余各项未见明显异常。

（4）术前感染四项 阴性。

【初步诊断】

根据患者目前病情，初步考虑：

1. 急性胆囊炎。

2. 急性胆总管结石。

【影像检查及目的】

1. 立位腹部平片

排除是否有肠梗阻、是否有空腔脏器穿孔。

2. 腹部 B 超

了解是否有胆囊炎、胰腺炎。

3. 腹部 CT

详细了解胆道系统是否有梗阻、炎症、占位。

4. MRI 及 T 管造影

必要时行 MRI，通过 MRCP 检查胆道状况。

【影像检查及分析】

1. 影像检查

（1）CT 平扫及增强（图 10-1~10-14）

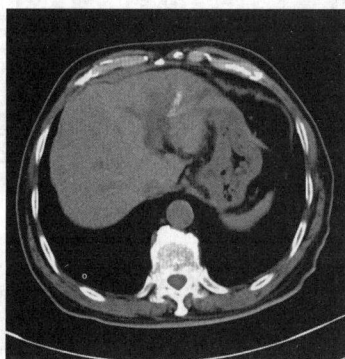

图 10-1

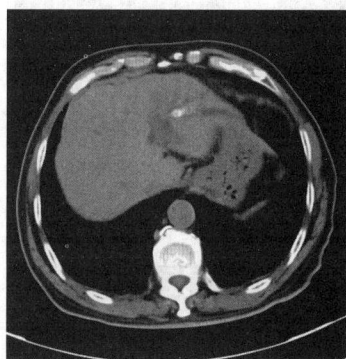

图 10-2

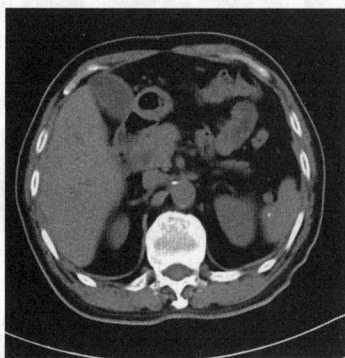

图 10-3

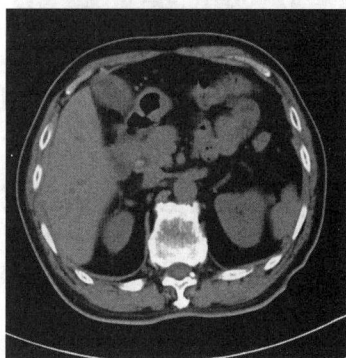

图 10-4

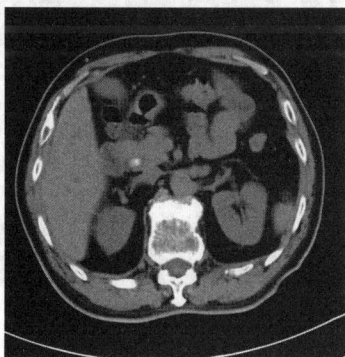

图 10-5

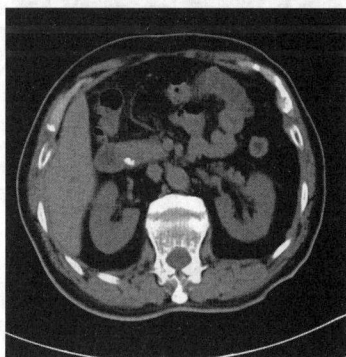

图 10-6

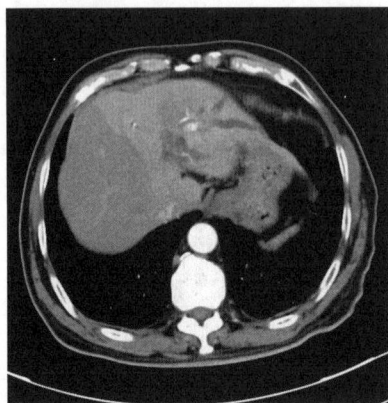

图 10 - 7

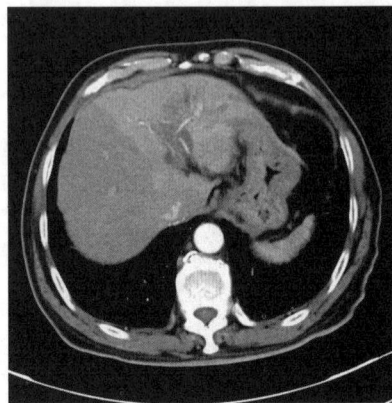

图 10 - 8

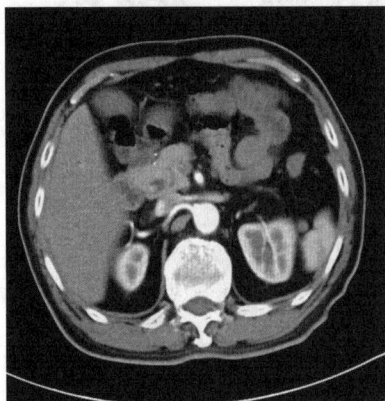

图 10 - 9

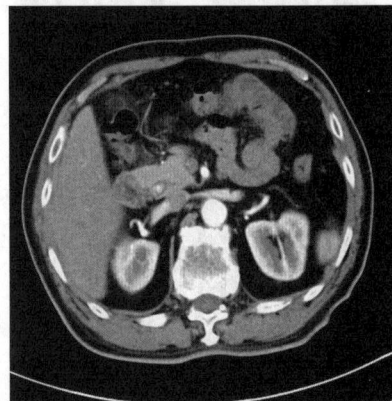

图 10 - 10

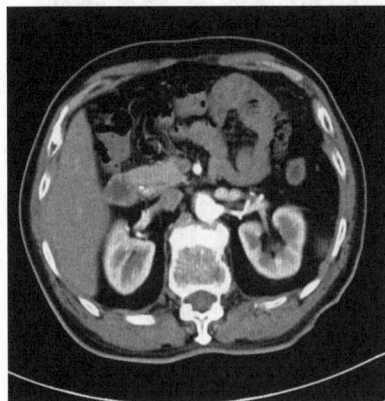

图 10 - 11

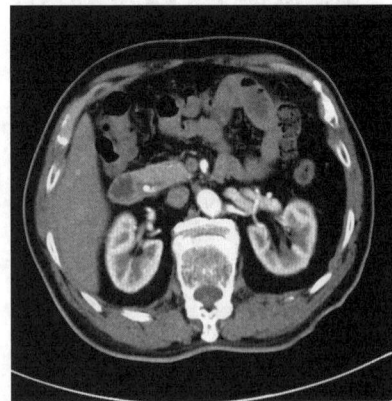

图 10 - 12

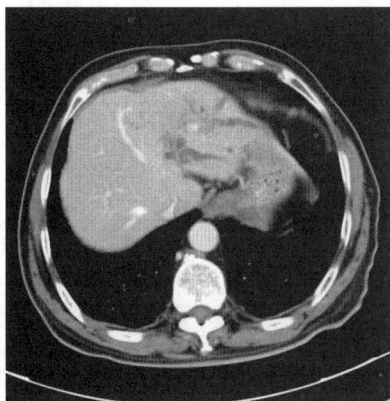

图 10 – 13

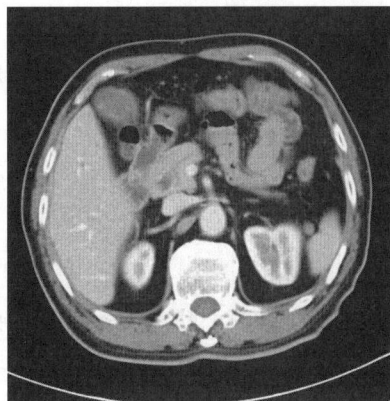

图 10 – 14

（2）MRCP（图 10 – 15 ~ 10 – 17）及 T 管造影（图 10 – 18）

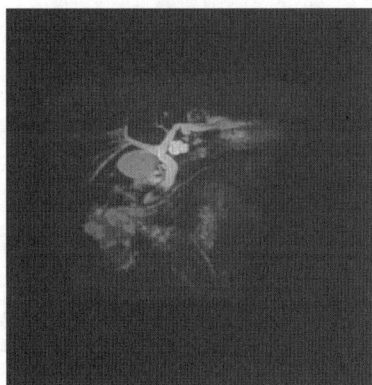

图 10 – 15

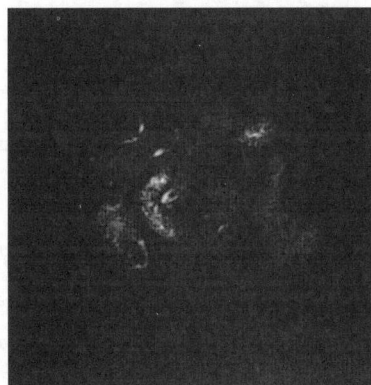

图 10 – 16

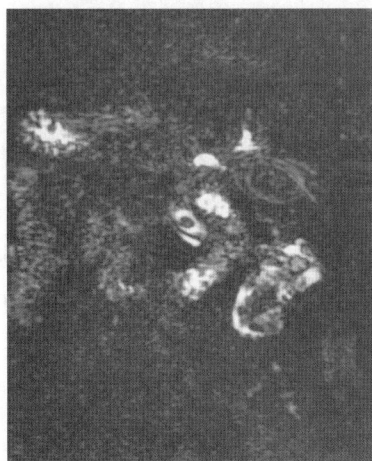

图 10 – 17

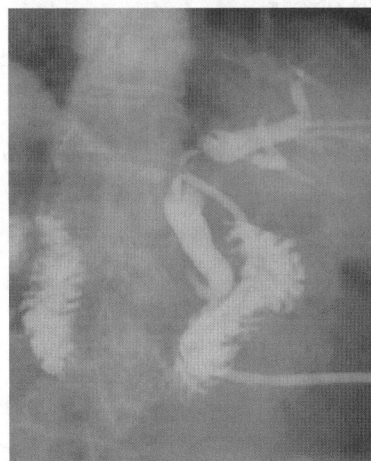

图 10 – 18

2.阅片

CT：CT 平扫（图 10－1～10－6）示，肝左叶肝内胆管及胆总管下段见多发结节状高密度影，边界尚清，胆总管及肝内外胆管扩张，胆囊不大，壁略厚。CT增强扫描（图 10－7～10－14）示，肝右叶动脉期强化程度较左叶低，胆囊壁及胆内外胆管壁略厚并轻度强化。

MRI：MRCP（图 10－15～10－17）示，胆总管下段及肝左叶肝内胆管见结节状 T2WI 低信号影，肝内、外胆管扩张。

患者在"部分肝脏及胆囊切除"术后行 T 管造影（图 10－18）。常规准备，经T 型管注入水溶性造影剂 30 毫升，于透视下观察并摄片，示胆总管、肝总管、左右肝管及分支显影，胆总管下端局部变细，造影剂通过尚可，顺利进入肠道，余未见异常。

T 型管造影：胆肠通畅。

3.影像诊断

肝左叶肝内胆管及胆总管下段多发结石，并胆总管及肝内外胆管扩张；胆管炎及胆囊炎。

4.诊断依据

（1）患者上腹部疼痛，并向右侧肩背部放射，疼痛不随体位变化加重，伴上腹饱胀、恶心、呕吐、发热等不适。

（2）影像学检查支持。

5. 鉴别诊断

（1）急性胰腺炎　急性腹痛、发热，伴恶心、呕吐，血尿淀粉酶增高。CT示胰腺体积弥漫性增大，密度不均匀，轮廓模糊，周围渗出明显。

（2）急性胆囊炎　右上腹压痛，Murphy 征阳性。CT 示胆囊增大，壁弥漫性增厚，多数可见结石影。

（3）上消化道穿孔　既往有慢性消化性溃疡病史，且呈季节性发作和规律性疼痛。患者的腹壁肌紧张和肠鸣音消失等腹膜刺激征也更为明显。腹部立位平片及 CT 可见膈下游离气体。

【病理】

部分肝脏及胆囊切除术后，肝内胆管扩张，其周围及汇管区内炎性浸润，小胆管增生。

【最终诊断】

肝左叶及胆总管下端结石并肝内外胆管炎；胆囊炎。

【经验总结】

急性胆管炎是由于胆道结石或肿瘤诱发的胆道狭窄，从而引起胆汁淤积并胆道感染。胆道狭窄或梗阻导致胆道系统压力升高，从而使微生物或内毒素从感染的胆汁进入体循环，诱发全身性炎症反应。如果没有进行及时的抗菌及降低胆道压力治疗，其死亡率是很高的。所以，确诊急性胆管炎及评估其严重程度是很重要的。

尽管急性胆管炎长期以来都是基于夏科氏（Charcot）三联征（腹痛、寒战高热、黄疸）而诊断，但将其作为急性胆管炎的诊断标准是不恰当的（D级）。虽然夏科氏三联征诊断急性胆管炎的特异性非常高，但是多中心病例研究认为其敏感性只有 21.2% ~ 26.4%，这种方法诊断急性胆管炎的能力是非常有限的。

病例二

【病例资料】

1. 现病史

患者曹××，男，75 岁，于 3 天前无明显诱因出现持续性上腹痛，不能自行缓解，放射至后背，较剧烈，伴恶心，寒战、发热 39℃。无明显尿黄、眼黄，无腹泻、里急后重，无胸闷、气促、呼吸困难，无咳嗽、咳痰。

2. 既往史

否认肝炎、结核、疟疾病史，否认高血压、心脏病史，否认糖尿病、脑血管疾病、精神疾病史。否认手术、外伤、输血史，否认食物、药物过敏史。预防接种史不详。

3. 个人史

生于陕西定边县，久居本地，吸烟 40 余年，平均 10 支/日，未戒烟。已婚，配偶健在，2 子 2 女健在。

4. 家族史

母已故，原因未明；兄弟姐妹健在；否认家族性遗传病史。

5. 体格检查

（1）一般查体

体温：39.3℃，脉搏：78 次/分，呼吸：25 次/分，血压：113/78mmHg。神志清楚，皮肤巩膜轻度黄染，双肺呼吸音清，未闻及干湿性啰音。心率 78 次/分，律齐，各瓣膜听诊区未闻及杂音。

（2）专科查体

腹部平坦，上腹部压痛阳性，肝脾未触及，Murphy 征阴性。肠鸣音正常。未见腹壁静脉曲张，未见胃型蠕动波，未见肠蠕动波，无反跳痛及腹部包块，腹肌无紧张，肝脏肋下未触及，脾脏肋下无触及，肝脾区无叩击痛，腹部移动性浊音阴性，可闻及气过水声。

6. 实验室检查

（1）血常规

WBC：15.45×10^9/L，N%：89.1%，Hb：180g/L，RBC：4.6×10^{12}/L。

（2）肝功

ALT：266U/L，AST：163U/L，总胆红素（TBIL）：38.3μmol/L，直接胆红素（DBIL）：18.9μmol/L，碱性磷酸酶：193U/L。淀粉酶：885U/L，脂肪酶：4559.0U/L。

【初步诊断】

根据患者目前病情，初步考虑：

1. 急性胆囊炎。

2. 急性胰腺炎。

【影像检查及目的】

1. 腹部平片

排除是否有肠梗阻、是否有空腔脏器穿孔。

2. 腹部 B 超

了解是否有胆囊炎、胰腺炎。

3. 腹部 CT

详细了解胆道系统是否有梗阻、炎症、占位。

【影像检查及分析】

1. 影像检查

CT 平扫及增强（图 10 – 19 ~ 10 – 24）

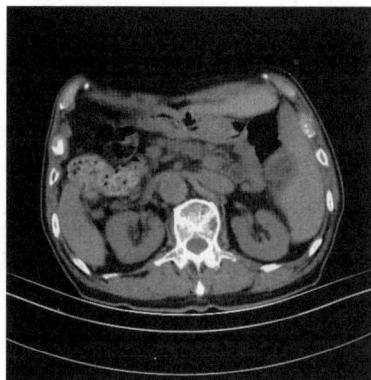
图 10 – 19

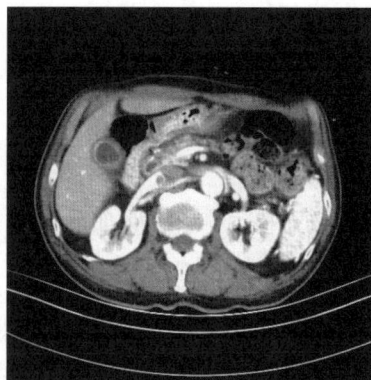
图 10 – 20

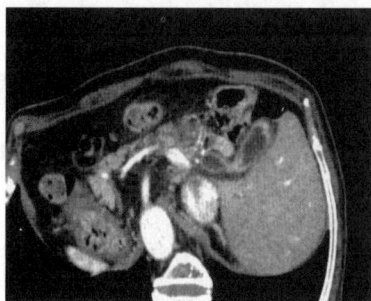
图 10 – 21

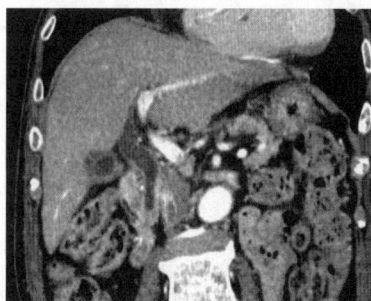
图 10 – 22

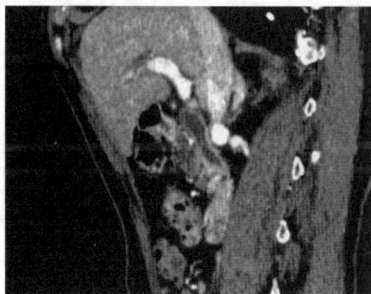
图 10 – 23

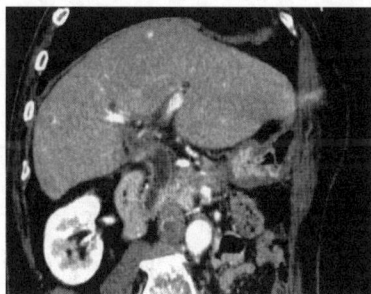
图 10 – 24

2. 阅片

CT：CT 平扫、增强及三维重建（图 10 – 19 ~ 10 – 24）示，肝内外胆管扩张，管壁增厚，胆总管下端腔内局部似见细点状高密度影，未见明确阳性结石，胆囊不大，底部壁略厚，其内似见低密度影，胆囊颈部轻度强化，稍厚。

3. 影像诊断

胆管炎；待排阴性结石。

4. 诊断依据

（1）症状　持续性上腹痛，不能自行缓解，放射至后背，较剧烈，伴恶心，寒战发热 39℃。

（2）体征　黄疸。

（3）影像学检查　肝内外胆管扩张，管壁增厚。

5. 鉴别诊断

（1）急性胰腺炎　急性腹痛、发热，伴恶心呕吐，血尿淀粉酶增高。CT 示胰腺体积弥漫性增大，密度不均匀，轮廓模糊，周围渗出明显。

（2）急性胆囊炎　右上腹压痛，Murphy 征阳性。CT 示胆囊增大，壁弥漫性增厚，多数可见结石影。

（3）上消化道穿孔　既往有慢性消化性溃疡病史，且呈季节性发作和规律性疼痛。患者的腹壁肌紧张和肠鸣音消失等腹膜刺激征也更为明显。腹部立位平片及 CT 可见膈下游离气体。

【手术及病理】

手术：胆总管切开减压术。

病理：胆总管下端结石。

【最终诊断】

胆总管下端阴性结石并急性胆管炎。

【经验总结】

急性胆管炎应与肝外胆管癌、十二指肠肿瘤行胆总管空肠吻合术后继发急性胆管炎合并肝脓肿等病鉴别。当急性梗阻性胆管炎累及周围肝实质时需与胆管细胞癌鉴别；多发胆源性肝脓肿需与肝内多发转移灶鉴别。鉴别要点为肝脓肿有环形强化及沿扩张胆管区分布，形态变化快，位置不恒定。

◦◦◦ 影像与临床整合分析 ◦◦◦

一、诊断要点

1. 概述

急性胆管炎是指由胆管梗阻和细菌感染所致的胆道系统的急性炎症。急性梗阻性化脓性胆管炎（AOSC）是急性胆管炎的严重类型，由于胆管梗阻和细菌感染，胆管内压升高，肝脏胆血屏障受损，大量细菌和毒素进入血循环，造成以肝胆系统病损为主，合并多脏器损害的全身严重感染性疾病，是肝内、肝外胆管结石最凶险的并发症，也称急性重症胆管炎（ACST）。

2. 病因

主要病因为胆道结石，其他原因包括肿瘤、胆道蛔虫、原发硬化性胆管炎、胆肠吻合术后等。

3. 病理

本病的基本病理改变是胆管完全性梗阻和胆管内化脓性感染。

（1）胆道感染　胆道细菌有两大来源，一是由肠道经门静脉系统入肝的细菌，二是由肠道逆流入胆道的细菌。当胆汁流畅时，胆道内的细菌都能排泄出去，从而可避免感染；而当胆管梗阻时，这些细菌就会繁殖导致胆管炎。主要为革兰氏阴性菌感染，也可能合并革兰氏阳性菌及厌氧菌感染（感染一种细菌的可能性为40%）。

（2）胆血反流　带有细菌的胆汁直接反流入血，称之胆血反流。胆道内压力大于 $20cmH_2O$ 时就有可能发生胆血反流；当胆道内压力大于 $25cmH_2O$ 时胆血反流概率明显增加。胆血反流的四大途径：经毛细胆管 - 肝窦瘘进入肝静脉，胆源性肝脓肿破裂入血，经胆小管黏膜糜烂破裂进入门静脉分支，经肝内淋巴管回流入血。当胆道梗阻且胆管内化脓性感染时，胆道内压力升高，致胆道内细菌进入循环血中，引起全身化脓性感染，大量细菌毒素释放，引起全身炎症反应和血流动力学改变，最后发展为多器官功能障碍综合征（MODS）。

4. 临床表现

临床表现为发病急骤，病情发展迅速。临床上除具有一般胆道感染的 Charcot 三联征（腹痛、寒战高热和黄疸）外，还可出现休克和中枢神经系统受抑制表现，即 Reynold 五联征。肝外胆管梗阻者，腹痛、寒战高热和黄疸都比较明显；肝内胆管梗阻者，寒战高热较明显，而腹痛和黄疸可能较轻。

（1）症状 腹痛，突发性右上腹疼痛，多为持续性胀痛或绞痛；寒战高热，体温常高达 40℃；黄疸，皮肤、黏膜或巩膜发黄；休克，烦躁、谵妄、四肢冰冷、脉细数及血压下降等；中枢神经系统受抑制，神志模糊、嗜睡或昏迷。

（2）体征 体温高达 39℃ ~40℃以上，脉搏快而弱，血压降低。皮肤、黏膜及巩膜黄染，甚至有出血点或瘀斑。上腹部腹肌紧张，剑突下或右上腹压痛及反跳痛。肝大、肝区叩击痛，甚至扪及肿大胆囊。

5. 辅助检查

（1）实验室检查 白细胞升高（常超过 $20 \times 10^9/L$）、肝功能受损、血直接胆红素升高、凝血时间延长、低氧血症、代谢性酸中毒及水电解质紊乱等。

（2）影像学检查 及时了解胆管梗阻的部位、胆管扩张情况及病变性质，首选 B 超，病情稳定时可予 CT 及 MRCP 检查。需行经皮肝穿刺胆道引流术（PTCD）或经内镜鼻胰管引流术（ENBD）减压者可予经皮肝穿刺胆管造影（PTC）或经内镜逆行胰胆管造影（ERCP）检查。

6. 诊断

综合病史、临床症状、体征及辅助检查，一般都能诊断出来。

7. 治疗原则

立即解除胆道梗阻并引流，及早有效地降低胆管内压力，包括非手术治疗、手术方法的胆管减压引流（胆总管切开 + T 管引流）、后续治疗。

8. 胆道系统 CT、MRI 表现

（1）CT 表现 ①胆囊：位置、大小和外形变异很大；胆囊窝内胆汁密度近于水，壁薄均匀、厚约 1 ~2mm，境界清楚。②肝总管与胆总管：肝总管于肝门处，门脉主干前外侧，直径约 3 ~5mm。③胆总管下段于胰头内及十二指肠降部内侧，直径约3 ~6mm。

（2）MRI 表现 胆管、胆囊 T1WI 呈低信号，T2WI 呈高信号。浓缩胆汁 T1 值缩短，T1WI、T2WI 均为高信号。

二、 鉴别诊断

1. 肠梗阻

临床主要表现为腹痛、腹胀、恶心、呕吐、停止排气排便。典型 X 线表现为

小肠扩张、积气，小肠宽度大于3cm，结肠大于6cm，肠腔积液。立位腹部平片可见多个气液平，结肠内气体减少或消失。有时肠道内充满液体，未见气体及气液平面，腹部立位平片呈"白纸征"，但不能排除肠梗阻，需行水溶性消化道造影加以明确。

2. 急性胰腺炎

急性胰腺炎（AP）是指由多种病因引起的胰酶激活导致的胰腺组织的局部炎症反应，病情较重者可发生全身炎症反应综合征。

（1）临床表现　急性发作的持续性上腹部剧烈疼痛，常向背部放射，常伴有腹胀及恶心呕吐。

（2）临床体征　轻症者仅表现为轻压痛，重症者可出现腹膜刺激征、腹水，偶见腰肋部皮下淤斑征（Grey – Turner 征）和脐周皮下淤斑征（Cullen 征）。腹部因液体积聚或假性囊肿形成可触及肿块。可以并发一个或多个脏器功能障碍，也可伴有严重的代谢功能紊乱。

（3）诊断标准　临床上符合以下 3 项特征中的 2 项，即可诊断：①与 AP 相符合的腹痛；血清淀粉酶和（或）脂肪酶活性至少高于正常上限值3倍。②血清淀粉酶于起病 2 ~ 12h 开始升高，48h 开始下降，持续 3 ~ 5 天；血清脂肪酶于起病后24 ~ 72h 开始升高，持续 7 ~ 10 天，其敏感性和特异性均略优于血淀粉酶。③腹部影像学检查结果符合急性胰腺炎影像学改变。

急性胰腺炎的 CT 表现：胰腺局部或弥漫性增大，边缘局部欠清晰。平扫时密度均匀或不均匀，胰腺周围脂肪间隙模糊，胰周少量积液，肾前筋膜增厚（其增厚的部位与病变部位有关）；增强后胰腺实质均匀强化，无液化坏死区，通常无并发症，10% ~ 20% 病例 CT 可无阳性表现。

水肿胰腺的 CT 值低于正常胰腺（40 ~ 50Hu），坏死区域的 CT 值更低，而出血区域的 CT 值高于正常胰腺，达 50 ~ 70Hu，增强后坏死区为无强化低密度区。

急性胰腺炎的 MRI 表现：胰腺体积增大，在 T1WI 上呈低信号，在 T2WI 上呈高信号，且信号明显不均匀，胰腺边缘明显模糊，在 T2WI 抑脂序列上胰周可见条状或片状异常高信号，动态增强扫描可见胰腺实质不均匀强化。

急性坏死性胰腺炎 CT 表现：胰腺密度改变，胰腺整体密度不均匀。

3. 急性胆囊炎

进食油腻食物是诱因。

（1）临床表现　右上腹痛，类似胆绞痛，但持续时间长，向右肩放射痛；恶心、呕吐等消化道症状；畏寒、发热等全身症状；轻度黄疸（＜4mg/dl）。不同程度的压痛、反跳痛、肌紧张、Murphy 征（＋）。

（2）影像学表现　胆囊体积增大；胆囊壁增厚、水肿；胆囊窝积液。

三、 常见误诊原因及体会

急性胆管炎的临床表现有典型的 Charcot 三联征，患者有既往反复发作的胆道病史，通过影像检查可发现有胆道结石、胆管扩张增厚、狭窄，诊断并不难。但临床工作中对于症状不典型的急性胆管炎或合并其他病变等有胆道梗阻的患者，容易误诊为胆管癌或壶腹癌。胆管癌的特点为胆管狭窄或梗阻为不规则突然中止，可见软组织肿块影，CT 表现为胆管偏向性狭窄，增强扫描延迟强化；壶腹癌的特点为胆管、胰管均扩张，可见明显双管征，梗阻部可见结节状软组织影，CT 增强扫描不均匀强化。总之，临床医生一定要详细询问病史，结合临床表现、影像学检查、实验室检查，排除与急性胆管炎鉴别困难的疾病，最后做出正确诊断。

▌▌重点归纳

急性胆管炎的诊断需要根据患者临床表现、实验室检查、CT 及 MRI 检查综合判断。对于存在发热、黄疸、腹痛的患者应首先考虑急性胆管炎。CT 平扫显示胆管扩张、胆管壁增厚，可合并结石，晚期可看见胆源性肝硬化，并需要和胆管癌及胆囊癌鉴别，增强 CT 及 MRI 可诊断。胆管癌胆管狭窄或梗阻为不规则突然中止，可见肿块影，增强扫描示胆管壁性增厚，动脉期不均匀轻度强化，或延迟强化；胆囊壁局限性或弥漫性不规则增厚，增强扫描不均匀强化，大多并发胆结石，CT、MRI 影像表现相似。

第十一章

▶ 胰 腺 炎

---••• **案例分析** •••---

病例一

【病例资料】

1. 现病史

患者张××，女，58 岁，上腹痛伴呕吐、皮肤巩膜黄染 1 个月入院。

2. 既往史

既往"2 型糖尿病"病史 20 年，皮下注射胰岛素，空腹血糖控制在 9mmol/L；高血压病史约 10 年，血压最高达 150/90mmHg，自诉血压控制可；19 年前因"胆囊结石"行"腹腔镜下胆囊切除术"；11 年前因"急性胰腺炎"在外院行手术治疗（具体不详），后"急性胰腺炎"多次发作，于多家医院住院治疗；否认肝炎、结核、疟疾等传染病史，否认心脏病、脑血管疾病、精神疾病史，否认外伤史，否认食物、药物过敏史，预防接种史不详。

3. 个人史

已婚，久居本地，无吸烟、饮酒史，52 岁绝经。妊娠 1 次，顺产育有 1 子。

4. 家族史

父亲已故，原因不详；母亲因胃癌去世；兄弟姐妹体健；否认家族性遗传病史。

5. 体格检查

（1）一般查体

体温：36.5℃，呼吸：19 次/分，脉搏：78 次/分，血压：141/98mmHg，心率78 次/分。发育正常，营养中等，慢性病容，表情自如，神志清楚，全身皮肤巩膜黄染，余未见异常。病理反射未引出。

（2）专科查体

上腹部可见一倒 Y 形陈旧性手术疤痕，愈合良好。未见胃肠型及蠕动波，未见腹壁静脉曲张。上腹压痛，无反跳痛，局部肌紧张。全腹未扪及包块，肝、脾肋下未及，肝、肾区无叩击痛，腹部移动性浊音阴性。听诊肠鸣音正常。

6. 实验室检查

（1）血常规

WBC：$3.68 \times 10^9/L$，N%：60.5%，RBC：$3.02 \times 10^{12}/L$，Hb：82g/L，PLT：$253 \times 10^9/L$。

（2）尿常规

尿结晶定量：15.60/μl，尿小圆上皮细胞定量：5.4/μl，余无特殊。

（3）凝血

活化部分凝血活酶时间（APTT）：37.10s

凝血酶原时间（PT）：12.40s

纤维蛋白原含量（FIB）：4.47g/L

凝血酶时间（TT）：17.20s

PT 国际标准化比值（INR）：0.92

（4）肝肾功、离子

ALT：13U/L，AST：20U/L，总胆红素（TBIL）：24.7μmol/L，直接胆红素（DBIL）：16.8μmol/L，间接胆红素（IBIL）：7.9μmol/L，碱性磷酸酶：202U/L，γ-谷氨酰基转移酶：141U/L；总蛋白（TP）：71.8g/L，白蛋白（ALB）：39.5 g/L；尿素：9.3mmol/L，肌酐：136μmol/L，葡萄糖：10.6mmol/L；钠：141.0mmol/L，氯：103.6mmol/L，钾：4.8mmol/L，总钙：2.2mmol/L，二氧化碳：18.8μmol/L。

（5）术前感染四项　阴性。

（6）肿瘤标志物

CA199：61.91U/ml，余无特殊。

【初步诊断】

根据患者目前病情，初步考虑：

1. 腹痛、黄疸,原因待查。

2. 胆囊切除术后。

3. 2 型糖尿病。

4. 高血压病 1 级(极高危)。

【影像检查及目的】

1. X 线

了解是否有气液平面及膈下游离气体,排除肠梗阻及空腔脏器穿孔。

2. 腹部 CT 平扫及增强

明确上腹痛、黄疸原因;观察胰腺及胆管情况;确定病变部位及性质,与周围脏器关系。

【影像检查及分析】

1. 影像检查

(1) X 线平片

(2) 腹部 CT 平扫及增强(图 11 - 1 ~ 11 - 4)

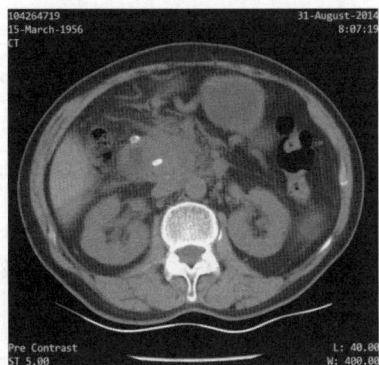

图 11 - 1

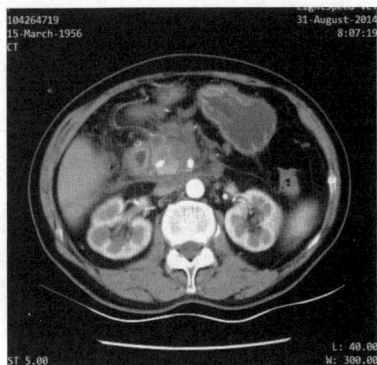

图 11 - 2

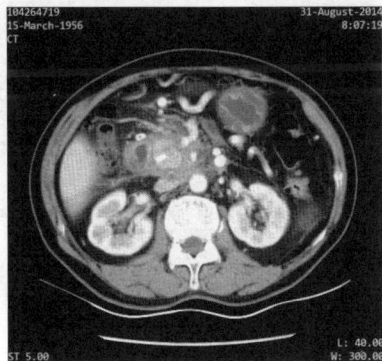

图 11 - 3

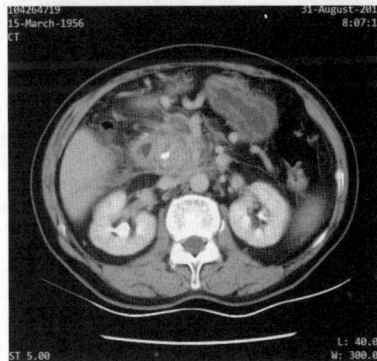

图 11 - 4

2. 阅片

CT：CT 平扫示胰头不规则增大，边界欠清，密度减低，胰体尾未见显示；胆总管见支架影。增强扫描示胰头周围低密度影呈渐进性强化，病灶与门静脉、肠系膜上静脉、下腔静脉、左肾静脉及十二指肠降部界限欠清，门静脉属支增粗、迂曲。

3. 影像诊断

慢性胰腺炎。

4. 诊断依据

（1）患者中老年女性，腹痛、黄疸、呕吐；上腹压痛，无反跳痛，局部腹壁紧张。

（2）既往有急性胰腺炎反复发作病史。

（3）CT 平扫示胰头增大，密度减低，增强扫描示胰头周围低密度影呈渐进性强化，与周围血管及脏器界限欠清。

5. 鉴别诊断

（1）**胰腺癌** 胰腺局部增大并肿块形成，是胰腺癌的主要和直接征象。肿块可呈分叶状，常呈等密度。胰腺癌为乏血供肿瘤，故增强扫描增强不明显，胰头癌常可见胰体尾部萎缩的表现，还可见胰管扩张、胆总管扩张、侵犯胰腺周围血管（肠系膜上动脉、肠系膜上静脉、脾静脉、脾动脉、门静脉、下腔静脉、腹腔干等）及周围脏器（十二指肠、胃窦后壁、结肠、大网膜等），以及肿瘤转移等征象（图 11-5~11-8）。

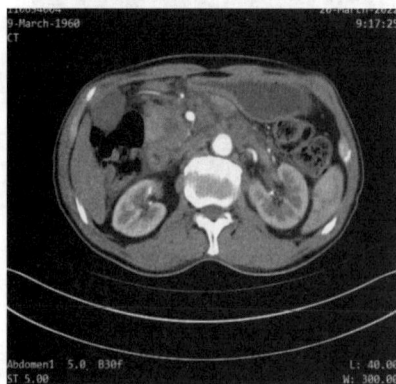

图 11-5

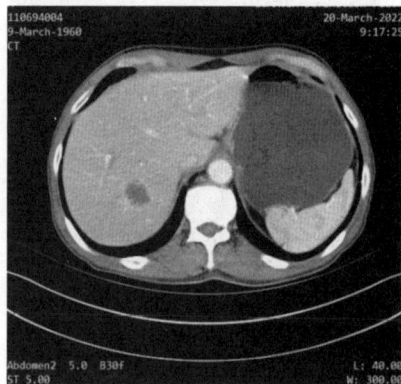

图 11-6

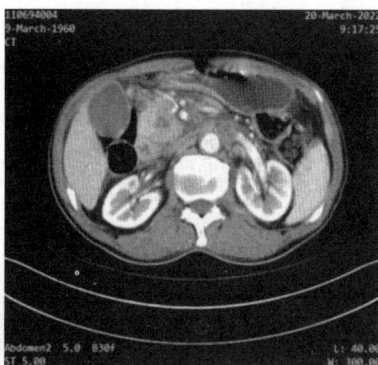

图 11 −7

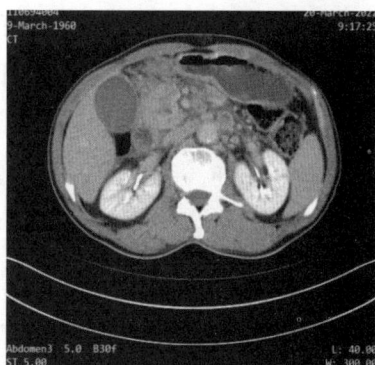

图 11 −8

（2）胆管癌　按发生部位分为上段、中段和下段胆管癌。上段胆管癌表现为肝门部软组织肿块，肝内胆管扩张呈软藤状，扩张的左、右肝管多不发生汇合。中段和下段胆管癌表现为肝内和近段胆管扩张，远端胆总管突然截断、不规则狭窄，或发现局部胆管壁增厚或形成软组织肿块，增强扫描肿瘤明显强化（图11 − 9 ~ 11 − 12）。

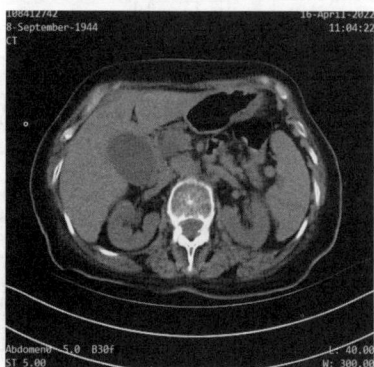

图 11 −9

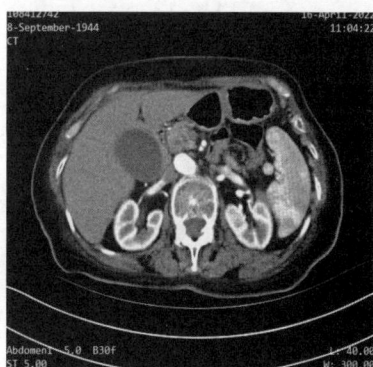

图 11 −10

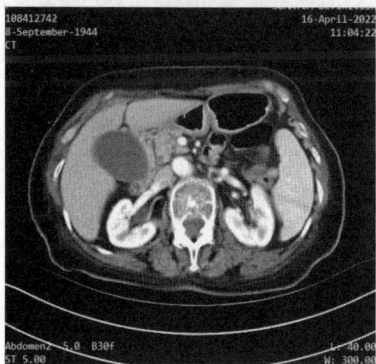

图 11 −11

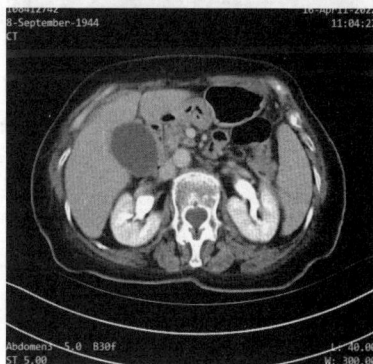

图 11 −12

（3）自身免疫性胰腺炎　是一种特殊类型的慢性胰腺炎，与自身免疫机制失调相关，以弥漫性胰腺肿大、渗出、纤维化和慢性炎性细胞浸润为特征，全身多个器官可受累。典型 CT 表现为胰腺弥漫性密度减低，呈渐进性强化，周围被膜样边缘，脾静脉变细、强化减低（激素治疗后好转），胆总管扩张、管壁强化（图 11 - 13 ~ 11 - 16）。

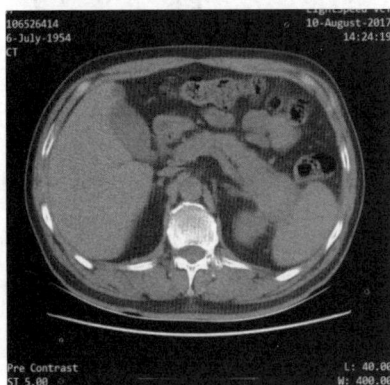

图 11 - 13

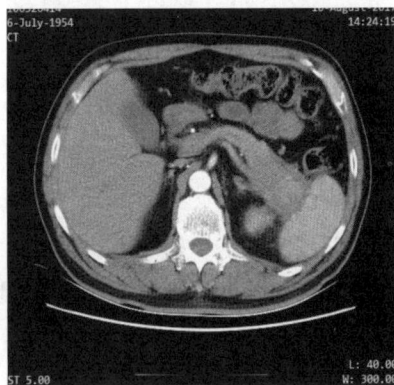

图 11 - 14

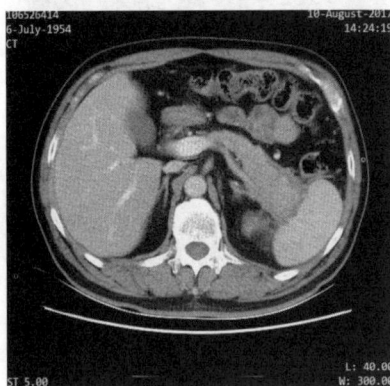

图 11 - 15

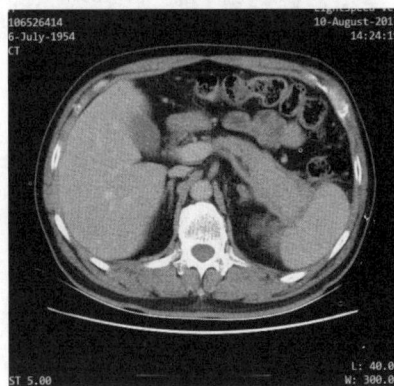

图 11 - 16

【病理】

病理穿刺见胰腺纤维组织增生伴玻璃样变及慢性炎症，多考虑慢性胰腺炎。

【最终诊断】

慢性胰腺炎。

【经验总结】

1.国人的慢性胰腺炎常由急性胰腺炎反复发作所致，典型 CT 表现为弥漫性胰腺萎缩，伴胰管串珠样扩张、胰管结石和胰腺实质钙化及假性囊肿。

2. 胰头部肿块型慢性胰腺炎与胰头癌较难鉴别，容易造成误诊。肿块型慢性胰腺炎影像特征：①通常病灶内可见残存的正常胰腺组织；②与周围血管和脏器多为压迫关系，边缘整齐；③常可致邻近肠壁较均匀增厚及右侧肾前筋膜增厚；④可见胰周和腹膜后淋巴结稍大，边界模糊，呈轻度强化。

3. 对于可疑的慢性胰腺炎患者，应注意有无急性胰腺炎及胆石症病史。影像医师只有结合临床才能更完善地解读影像带给我们的信息。

病例二

【病例资料】

1. 现病史

患者杨××，男，57 岁，上腹痛半月余入院。患者于半月前进食油腻食物后出现上腹疼痛，呈持续性钝痛或隐痛，休息后不能缓解，无腰背部放射痛。

2. 既往史

否认肝炎、结核、疟疾病史，否认高血压、心脏病史，否认糖尿病、脑血管疾病、精神疾病史。否认手术、外伤、输血史，否认食物、药物过敏史。预防接种史不详。

3. 个人史

已婚，久居本地，无吸烟、饮酒史，配偶、子女健在。

4. 家族史

父母已故，兄弟姐妹健在，否认家族性遗传病史。

5. 体格检查

（1）一般查体

体温：36.5℃，呼吸：19 次/分，脉搏：87 次/分，血压：128/70mmHg。发育正常，营养中等，急性病容，余未见异常。病理反射未引出。

（2）专科查体

腹平坦，未见胃肠型及蠕动波，未见腹壁静脉曲张。上腹部压痛，反跳痛，无肌紧张，Murphy 征阴性。全腹未扪及包块，肝、脾肋下未及，肝、肾区无叩击痛。腹部移动性浊音阴性，听诊肠鸣音正常。

6.实验室检查

（1）血常规

WBC：$11.53 \times 10^9/L$，N%：84.5%，Hb：109g/L，PLT：$400 \times 10^9/L$，余未见异常。

（2）血清淀粉酶 1219U/L。

（3）血清脂肪酶 1520.0U/L。

（4）炎症、脓毒血症标志物

降钙素原定量检测：0.556ng/ml，白介素6测定：239.800pg/ml，C反应蛋白：10.50mg/L。

（5）肝肾功、离子

总胆红素（TBIL）：38.5μmol/L，直接胆红素（DBIL）：20.0μmol/L，间接胆红素（IBIL）：18.50μmol/L，白蛋白（ALB）：30.7g/L；肌酐：51μmol/L，葡萄糖：10.6mmol/L；钠：133.1mmol/L，氯：98.1mmol/L，总钙：1.84mmol/L。

（6）凝血

活化部分凝血活酶时间（APTT）：17.00s

纤维蛋白原降解产物（血浆）：84.49μg/mL

D-二聚体：29.86mg/L

（7）肿瘤标志物 无特殊。

【初步诊断】

根据患者目前病情，初步考虑：

腹痛待查：急性胰腺炎？

【影像检查及目的】

1.X线

了解是否有气液平面及膈下游离气体，排除肠梗阻及空腔脏器穿孔。

2.腹部CT平扫及增强

观察胰腺及胰周情况，确定胰腺炎类型，排除急性胆囊炎及胆石症等其他急腹症。

【影像检查及分析】

1.影像检查

（1）X线平片

（2）腹部 CT 平扫及增强（图 11 – 17 ~ 11 – 20）

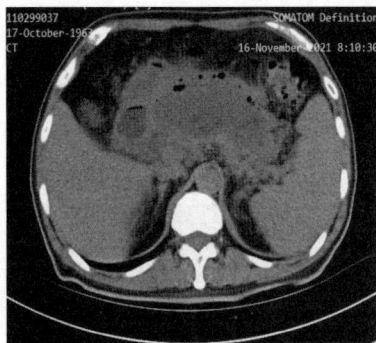

图 11 –17

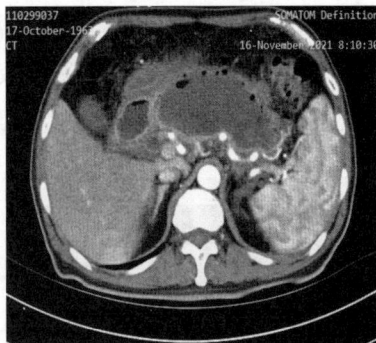

图 11 –18

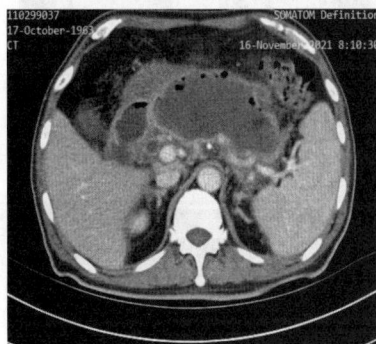

图 11 –19

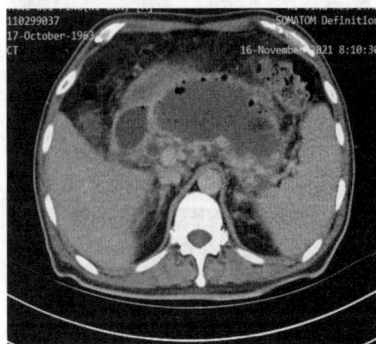

图 11 –20

2. 阅片

CT：CT 平扫示胰腺肿胀、密度明显不均匀减低，其内见气体影，胰腺边缘模糊、渗出；增强扫描示胰腺仅见残留的部分胰腺轻度强化，坏死区域未见强化（图 11 – 17 ~ 11 – 20）。

3. 影像诊断

急性胰腺炎（坏死性胰腺炎）。

4. 诊断依据

（1）患者中年男性，急性起病，主因持续性上腹痛半月入院。

（2）上腹部压痛，反跳痛。

（3）CT 平扫示胰腺体积增大、密度明显不均匀减低，其内见气体影，胰腺边缘模糊、渗出；增强扫描示胰腺仅见残留的部分胰腺组织轻度强化，坏死区域未见强化。

5. 鉴别诊断

（1）急性水肿性胰腺炎　是胰腺炎中最轻的类型，表现为胰腺水肿和细胞浸润，胰腺体积增大，见散在小的局灶性坏死，胰周脂肪组织轻度皂化。CT 表现为不同程度的胰腺体积弥漫性增大，密度正常或均匀、不均匀轻度下降，胰腺轮廓清楚或模糊，渗出明显者胰周见积液；增强扫描示胰腺均匀强化，无不强化的坏死区。CT 增强扫描是区分急性胰腺炎病理分类的重要手段（图 11 – 21 ~ 11 – 24）。

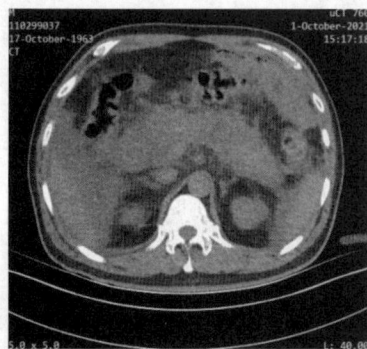

图 11 – 21

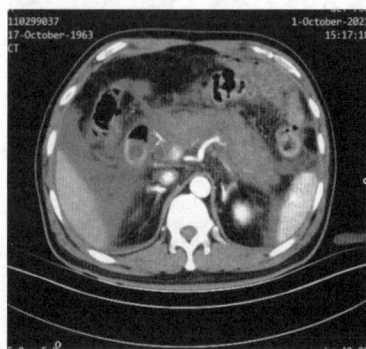

图 11 – 22

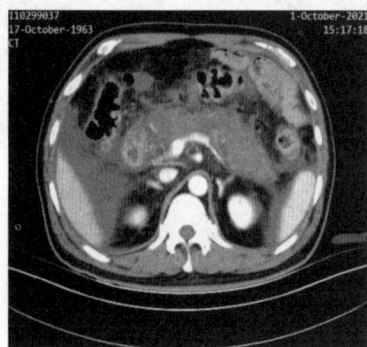

图 11 – 23

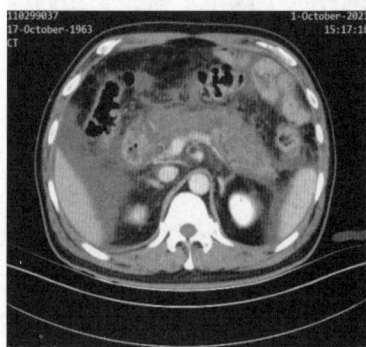

图 11 – 24

（2）急性缺血坏死性肠梗阻　临床症状典型，表现为剧烈腹痛、恶心、呕吐，无排气排便，腹部穿刺可见血性腹水。立位腹部平片看见扩大气液平面，有时看见咖啡豆征；CT 表现为肠管扩张水肿，肠壁增厚，有时看见漩涡征及门静脉积气，增强扫描示肠壁强化减弱或无强化。

（3）消化道穿孔　有溃疡病史，腹痛突然加剧，腹肌紧张，肝浊音消失，立位腹部平片可见膈下新月形游离气体。

（4）心肌梗死　有冠心病史，突然发病，疼痛局限于上腹部，心电图提示心肌梗死图像，血清心肌酶升高，血尿淀粉酶正常。

【病理】

病理穿刺见慢性胰腺炎急性活动伴局灶性坏死及肉芽组织增生，间质纤维、脂肪及组织细胞增生显著，建议做免疫组化协助诊断。

【最终诊断】

1. 坏死性胰腺炎。

2. 胰腺包裹性坏死并感染。

【经验总结】

1. 急性胰腺炎的诊断依赖于影像与临床的结合，不能只注意到影像表现，而忽略胆石症、饮酒、暴饮暴食史及实验室检查这些重要诊断依据，应做到临床表现和影像表现有机结合。

2. 诊断急性胰腺炎难度不大，重要的是对其进行分型。急性胰腺炎通常包括单纯水肿型和出血坏死型两类，诊断重点应该放在患者是否为坏死性胰腺炎。坏死性胰腺炎 CT 常表现为：①胰腺体积明显增大、轮廓模糊，胰腺实质密度不均匀减低，呈混杂密度，高密度代表出血，低密度代表水肿或坏死；②胰周可见积液；③肾前筋膜增厚，有时会侵及肾周间隙；④可形成胰腺假性囊肿或脓肿。

3. 在急性胰腺炎的诊断中，CT 检查有评价病情程度、指导治疗方案及评估预后等诸多价值，是疑诊患者的首选检查。

病例三

【病例资料】

1. 现病史

患者张××，女，44 岁，间断上腹痛伴黄疸 1 月余入院。

2. 既往史

否认肝炎、结核、疟疾病史，否认高血压、心脏病史，否认糖尿病、脑血管疾病、精神疾病史。否认手术、外伤、输血史，否认食物、药物过敏史。预防接种史不详。

3. 个人史

已婚，久居本地，无吸烟、饮酒史。配偶健在，子女健在。月经周期规则，月经量中等，颜色正常，无血块、无痛经。

4. 家族史

父亲健在；母亲已故，因脑出血去世；兄弟姐妹体健；否认家族性遗传病史。

5. 体格检查

（1）一般查体

体温：36.5℃，呼吸：18次/分，脉搏：80次/分，血压：120/80mmHg，心率：80次/分。发育正常，营养中等，正常面容，表情自如，神志清楚，全身皮肤黏膜中度黄染，巩膜中度黄染，余未见异常。病理反射未引出。

（2）专科查体

腹部平坦，未见胃肠型及蠕动波，未见腹壁静脉曲张。右上腹和中上腹轻度压痛，无反跳痛，无肌紧张，Murphy 征阴性。全腹未扪及包块，肝、脾肋下未及，肝、肾区无叩击痛，腹部移动性浊音阴性。听诊肠鸣音正常。

6. 实验室检查

（1）血常规

WBC：6.90×10^9/L，N%：64.1%，RBC：3.36×10^{12}/L，Hb：110g/L，PLT：170×10^9/L。

（2）尿常规

尿结晶定量：3.00/μl，尿细菌定量：673.20/μl，尿黏液丝定量：1.44/μl，尿红细胞定量：22.10/μl，尿上皮细胞定量：40.00/μl。

（3）凝血

活化部分凝血活酶时间（APTT）：35.30s

凝血酶原时间（PT）：13.10s

纤维蛋白原含量（FIB）：3.29g/L

凝血酶时间（TT）：17.80s

PT 国际标准化比值（INR）：1.01

（4）肝肾功、离子

ALT：131 U/L，AST：54 U/L，总胆红素（TBIL）：50.7μmol/L，直接胆红素（DBIL）：41.3μmol/L，间接胆红素（IBIL）：9.4μmol/L，碱性磷酸酶：238 U/L，γ-谷氨酰基转移酶：188U/L；总蛋白（TP）：64.6g/L，白蛋白（ALB）：37.2 g/L；尿素：2.28mmol/L，肌酐：56μmol/L，葡萄糖：5.04mmol/L；钠：136.1mmol/L，氯：101.4mmol/L，钾：3.61mmol/L，总钙：2.11mmol/L，二氧

化碳：23.0 μmol/L。

（5）肝炎检测　阴性。

（6）肿瘤标志物

CA199（max）：39.420U/ml，余无特殊。

（7）免疫球蛋白 IgG 亚类

IgG1：9.320g/L，IgG2：4.310g/L，IgG3：0.642g/L，IgG4：1.050g/L。

【初步诊断】

根据患者目前病情，初步考虑：

1. 上腹痛，原因待查。

2. 肝损害，原因待查。

【影像检查及目的】

1. X 线

了解是否有气液平面及膈下游离气体，排除肠梗阻及空腔脏器穿孔。

2. 腹部平扫及增强 CT

明确黄疸及腹痛原因；观察胰腺、肝脏及胆管情况；确定病变部位及性质，与周围脏器关系。

【影像检查与分析】

1. 影像检查

（1）X 线平片

（2）腹部 CT 平扫及增强（图 11 - 25 ~ 11 - 28）

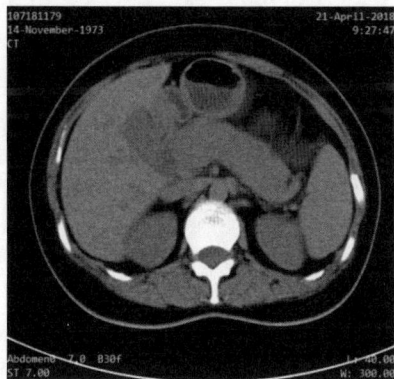
图 11 - 25

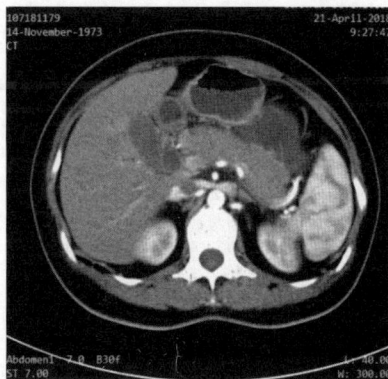
图 11 - 26

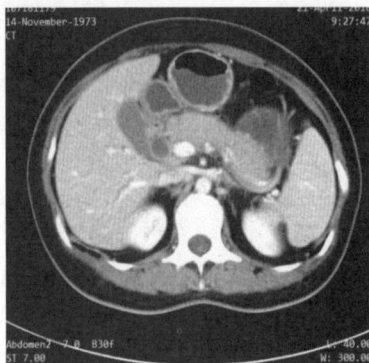
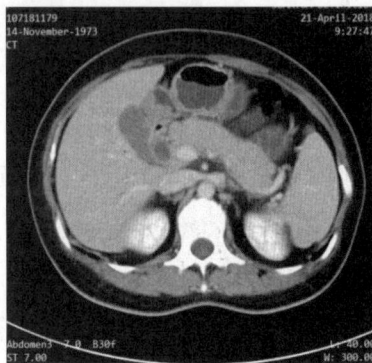

图 11 -27   图 11 -28

2. 阅片

CT：CT平扫示胰腺呈腊肠样改变，密度减低；增强扫描示胰腺呈渐进性强化，肝内外胆管扩张，胆总管胰腺段狭窄，以上胆总管扩张、管壁强化，脾静脉轮廓不清。

3. 影像诊断

胆管下段狭窄，自身免疫性胰腺炎。

4. 诊断依据

（1）患者青年女性；慢性起病；上腹部疼痛，呈持续性钝痛，无放射痛，以进食后为主，无恶心、呕吐，无发热、畏寒；全身皮肤黏膜中度黄染，巩膜中度黄染；右上腹和中上腹轻压痛。

（2）CT平扫示胰腺呈腊肠样改变，密度减低；增强扫描示胰腺呈渐进性强化，肝内外胆管扩张，胆总管胰腺段狭窄，胆总管管壁强化，脾静脉轮廓不清。

5. 鉴别诊断

注意与急性水肿性胰腺炎相鉴别，具体可参考病例二"鉴别诊断"。

【十二指肠镜检查及活检术】

（胰腺）纤维组织增生伴玻璃样变及慢性炎症，多考虑慢性胰腺炎。

【最终诊断】

胆管下段狭窄，自身免疫性胰腺炎。

【经验总结】

1.自身免疫性胰腺炎是一种特殊类型的慢性胰腺炎，与自身免疫失调有关，患者血清 IgG 4 水平明显升高为其特征。典型 CT 表现为：①胰腺弥漫性密度减低，呈渐进性强化，周围被膜样边缘；②脾静脉变细、强化减低；③自身免疫性胰腺炎经激素治疗后胰腺和邻近血管形态可恢复。故当鉴别困难时可临床予激素经验性治疗进一步明确。

2.对于自身免疫性胰腺炎，全身多器官发病及实验室检查是诊断的重要依据，应做到临床与影像有机结合。

病例四

【病例资料】

1. 现病史

患者徐××，男，63 岁，左上腹部疼痛半月余入院。

2. 既往史

否认肝炎、结核、疟疾病史，否认高血压、心脏病史，否认糖尿病、脑血管疾病、精神疾病史。否认手术、外伤、输血史，否认食物、药物过敏史。预防接种史不详。

3. 个人史

已婚，久居本地，无吸烟、饮酒史。配偶健在，子女健在。

4. 家族史

父亲因食管癌去世，母亲因脑出血去世，兄弟姐妹健在。否认家族性遗传病史。

5. 体格检查

（1）一般查体

体温：36.3℃，呼吸：18 次/分，脉搏：66 次/分，血压：106/62mmHg，心率：80 次/分。发育正常，营养中等，正常面容，表情自如，自主体位，神志清楚，查体合作，余未见异常。病理反射未引出。

（2）专科查体

腹部平坦，无胃肠型及蠕动波，无腹壁静脉曲张。全腹无压痛，无反跳痛，无肌紧张，Murphy 征阴性。全腹未扪及包块，肝、脾肋下未及，肝、肾区无叩击痛，腹部移动性浊音阴性。听诊肠鸣音未见异常。

6. 实验室检查

（1）血常规

WBC：10.34×10^9/L，N%：78.2%，RBC：5.05×10^{12}/L，Hb：139g/L，PLT：83×10^9/L。

（2）尿常规

尿结晶定量：0.10/μl，尿细菌定量：6.10/μl，尿黏液丝定量：0.67/μl，尿红细胞定量：8.00/μl，尿白细胞定量：23.50/μl，尿上皮细胞定量：4.30/μl。

（3）凝血

活化部分凝血活酶时间（APTT）：43.10s

凝血酶原时间（PT）：13.10s

纤维蛋白原含量（FIB）：3.6g/L

凝血酶时间（TT）：16.80s

PT 国际标准化比值（INR）：0.98

D - 二聚体：510.00μg/L

（4）肝肾功、离子

ALT：38 U/L，AST：23 U/L，总胆红素（TBIL）：5.4μmol/L，直接胆红素（DBIL）：2.2μmol/L，间接胆红素（IBIL）：3.2μmol/L，碱性磷酸酶：79 IU/L，γ-谷氨酰基转移酶：64IU/L，总蛋白（TP）：61.4g/L，白蛋白（ALB）：38.9 g/L；尿素：6.46mmol/L，肌酐：117μmol/L；钠：140.0mmol/L，氯：101.4mmol/L，钾：3.42mmol/L，总钙：2.05mmol/L，二氧化碳：24.1mmol/L。

（5）肝炎检测　阴性。

（6）肿瘤标志物

CA125：39.850U/ml，余无特殊。

（7）自身抗体系列　抗核抗体（1:100）阳性。

（8）免疫球蛋白 IgG 亚类

IgG1：9.490g/L，IgG2（缺试剂），IgG3n：0.276g/L，IgG4n：1.270g/L。

【初步诊断】

根据患者目前病情，初步考虑：上腹痛，原因待查。

【影像检查及目的】

1. X 线

了解是否有气液平面及膈下游离气体，排除肠梗阻及空腔脏器穿孔。

2. 腹部平扫及增强 CT

明确腹痛原因；观察胰腺、肝脏、胆囊及胆管情况；确定病变部位及性质，其与周围脏器关系。

【影像检查与分析】

1. 影像检查

（1）X 线平片

（2）腹部 CT 平扫及增强（图 11－29～11－32）

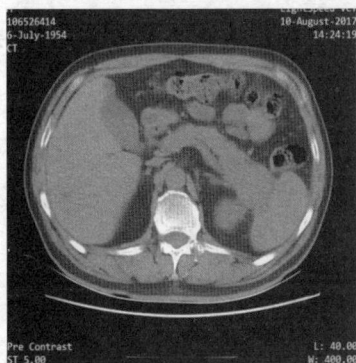

图 11－29

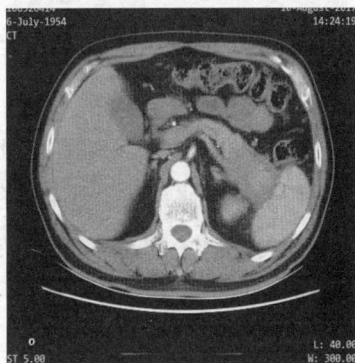

图 11－30

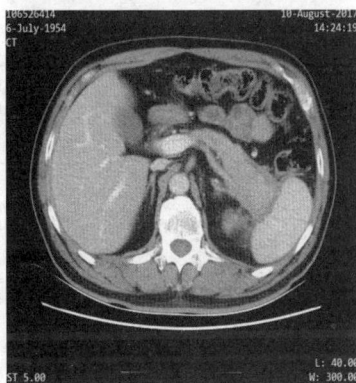

图 11－31

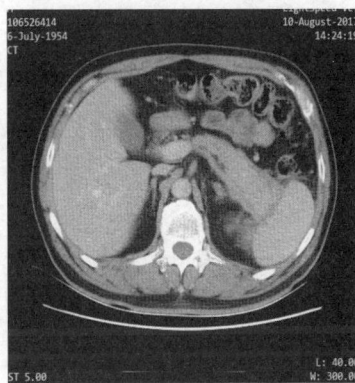

图 11－32

2. 阅片

CT：CT 平扫示胰腺密度减低，体尾部体积增大；增强扫描示体尾部呈渐进性强化，胰腺周围见被膜样低密度影，病变区脾静脉轮廓欠清。

3. 影像诊断

自身免疫性胰腺炎。

4. 诊断依据

（1）患者老年男性；起病隐匿；既往无特殊不适病史；左上腹部疼痛半月余入院；皮肤黏膜无黄染；腹平坦，无胃肠型及蠕动波，全腹无压痛，无反跳痛，无肌紧张，Murphy 征阴性，全腹未扪及包块。

（2）CT 平扫示胰腺密度减低，体尾部体积增大，增强扫描示体尾部呈渐进性强化，胰腺周围见被膜样低密度影，病变区脾静脉轮廓欠清。

5. 鉴别诊断

（1）胰腺癌　参考病例一"鉴别诊断"。

（2）下段胆管癌　参考病例一"鉴别诊断"。

【穿刺活检标本】

慢性胰腺炎，间质较多浆细胞浸润，未见肿瘤性证据，免疫组化结果提示间质内散在 IgG4（＋）性细胞，IgG 染色未见异常，IgG4（＋）细胞约 20～25/HPF，结合实验室指标考虑 IgG4 相关的自身免疫性胰腺炎。

【最终诊断】

自身免疫性胰腺炎。

影像与临床整合分析

一、 慢性胰腺炎

1. 概述

慢性胰腺炎的发生有多种因素，国外病例与长期酗酒有关，国内病例半数以上是由急性炎症反复发作所致。

2. CT 表现

典型 CT 表现为弥漫性胰腺萎缩，伴胰管串珠样扩张、胰管结石和胰腺实质钙化及假性囊肿，容易做出正确诊断。但胰头部肿块型慢性胰腺炎较难诊断，极易与胰头癌相混淆，造成误诊。文献报道，临床上将肿块型慢性胰腺炎误诊为胰腺癌或恶性肿瘤而采取不必要的外科治疗或行根治性切除的病例不在少数。

3. 误诊原因及体会

病例一 CT 表现为胰头部肿块，与周围血管及脏器分界不清，表现为恶性肿瘤的生物学行为，容易误诊为胰头癌，给临床提供错误信息。究其原因是阅片时没有把控到图像的细节。肿块型慢性胰腺炎通常表现为渐进性强化，可见残存的正常胰腺组织，而胰腺癌表现为乏血供肿瘤，故强化方式不同。另外，前者虽与周围血管和脏器边界不清，但血管形态多规则整齐，而后者致血管不规则变形、变细；前者常致邻近肠壁较均匀增厚，而后者常致肠壁局限性增厚、僵硬；前者常伴右侧肾前筋膜增厚，而后者较少见；虽两者都可见胰周和腹膜后淋巴结肿大，但前者表现为淋巴结稍大，边界模糊，呈轻度强化，而后者淋巴结明显增大，呈明显强化或环形强化，且环壁薄厚不均，亦可发生肝内转移。对于慢性胰腺炎、急性胰腺炎或胆石症等疾病，病史是诊断的重要依据，不能抛开临床只注重影像诊断，只有将临床表现和影像表现充分整合才能做出正确的诊断。

二、 急性胰腺炎

1. 概述

急性胰腺炎常急性发病，通常由胆道系统疾病、饮酒或暴饮暴食引起，常表现为发热、恶心、呕吐、腹胀，上腹部持续性剧烈疼痛，放射至胸背部，上腹部压痛、反跳痛和肌紧张，白细胞计数升高，血、尿淀粉酶升高。

2. CT 表现

诊断急性胰腺炎时需判断其病理分类。水肿性胰腺炎和坏死性胰腺炎有着不同的治疗方案和截然不同的预后，CT 增强扫描是判断急性胰腺炎病理分类的重要手段，其可以评价病情程度，指导治疗方案及评估预后。

水肿性胰腺炎的 CT 表现：不同程度的胰腺体积弥漫性增大，密度正常或均匀、不均匀轻度下降，胰腺轮廓清楚或模糊，渗出明显者胰周见积液，增强扫描示胰腺均匀强化，无不强化的坏死区。

坏死性胰腺炎是胰腺炎较重的类型，表现为胰腺实质和胰周组织发生广泛的坏死、出血、液化，常合并积液、假性囊肿、脓肿、感染性胰腺坏死及假性动脉瘤。

坏死性胰腺炎的 CT 常表现：胰腺体积明显增大，密度不均匀减低，呈混杂密度，高密度代表有出血，低密度代表水肿或坏死；胰腺轮廓模糊；胰周见积液；肾前筋膜增厚，有时会侵及肾周间隙；形成假性囊肿及脓肿；增强扫描仅见残留的胰腺组织轻度强化，坏死区不强化，胰腺体积的增大程度常与临床严重程度一致。结合明确的病史、体征及实验室检查，诊断并不困难。

3. 常见误诊原因及体会

病例二 CT 增强扫描仅见少量残留的胰腺组织轻度强化，胰腺、胰周坏死区未见强化，所以考虑是坏死性胰腺炎。坏死组织内虽未见到小气泡，但结合患者的实验室检查（WBC 11.53×10^9/L，N% 84.5%），考虑合并有感染。对于急性胰腺炎，胆石症、饮酒、暴饮暴食史及实验室检查是诊断的重要依据，一定要做到临床与影像有机统一，相互印证，才能做出最终的正确诊断。病例二易于诊断，但需鉴别急性胰腺炎的病理分型，判断是水肿性胰腺炎还是坏死性胰腺炎，是否合并出血、胰腺及胰周坏死、感染、假性囊肿或假性动脉瘤等，为临床制定治疗方案和评估预后提供有力的证据。

三、 自身免疫性胰腺炎

1. 概述

自身免疫性胰腺炎是由于自身免疫机制异常导致的一种特殊的慢性胰腺炎，以弥漫性胰腺肿大、渗出、纤维化和慢性炎性细胞浸润为特征，全身多个器官可受累，部分患者合并肾脏、肺及腹膜后等脏器病变。

2. CT 表现

典型 CT 表现为胰腺弥漫性密度减低，呈渐进性强化，周围被膜样边缘，脾静脉变细、强化减低（激素治疗后好转），在胰腺形态饱满不明显且呈肿块型或混合型时，需要与胰腺癌相鉴别。文献报道，胰腺癌罕见被膜样边缘，若观察到腊肠样外观及胰周被膜则可基本排除胰腺癌；胰腺癌常侵犯周围血管及组织，常伴有淋巴结转移，而自身免疫性胰腺炎周围受累血管及组织经激素治疗后好转。对于自身免疫性胰腺炎，全身多器官发病及实验室检查是诊断的重要依据，一定要做到临床与影像有机统一，临床表现和影像表现要充分整合才能做出正确的诊断。病例三胰腺 CT 表现为腊肠样改变，实质密度减低，周围见被膜样密度，增强扫描呈渐进性强化，胆管壁强化，易于诊断。

3. 误诊原因及体会

病例四易误诊为胰腺癌，究其原因是胰腺形态饱满不明显且体尾部呈肿块样表现。但其和胰腺癌的强化方式不同，胰腺癌为乏血供肿瘤，而自身免疫性胰腺炎表现为渐进性强化。另外，此病例还可见被膜样边缘，脾静脉轻度受累，且走形自然，但胰腺癌常致邻近血管僵硬、不规则变细。另外自身免疫性胰腺炎经激素治疗后胰腺和邻近血管形态可恢复，但胰腺癌不可恢复，故当二者较难鉴别时可进行激素治疗性诊断。

重点归纳

　　胰腺炎为较常见的腹部急腹症，临床上需与急性胆囊炎、胆总管结石、消化性溃疡、消化性穿孔、急性肠系膜缺血、肠梗阻及心肌梗死等疾病鉴别，腹部 CT 平扫＋增强或 CTA 是重要的鉴别手段。胰腺炎分为急性胰腺炎和慢性胰腺炎。急性胰腺炎根据临床症状和实验室检查易于诊断，但须通过 CT 检查来区分其病理学类型，以更好地制定治疗方案。典型慢性胰腺炎易于诊断，但表现为肿块型或自身免疫性的慢性胰腺炎有时难以诊断，需仔细观察病变的强化方式、与周围组织和血管的关系，以及是否有淋巴结或远处转移来作出正确的诊断。

第十二章

▶ 脾 破 裂

◦◦◦ **案例分析** ◦◦◦

病例一

【病例资料】

1. 现病史

患者陈××，男，40 岁，14 小时前从高约 2 米处坠落，出现腹痛、胸闷、气短，外院给予完善检查、对症治疗，腹痛进行性加重，遂入我院进一步诊治。入院以来，患者精神状况差、未进食水，小便正常。

2. 既往史

否认肝炎、结核、疟疾病史，否认高血压、心脏病史，否认糖尿病、脑血管疾病、精神病史。否认手术、外伤、输血史。否认食物、药物过敏史。预防接种史不详。

3. 个人史

外省人，久居本地，吸烟20 年，半包/日，偶饮酒。已婚，配偶健在，子女健在。

4. 家族史

父母健在，兄弟姐妹健在，否认家族遗传病史。

5. 体格检查

（1）一般查体

体温：36.5℃，呼吸：22 次/分，脉搏：119 次/分，血压：114/74mmHg。左

侧额部可见皮肤擦伤，左眼周淤血，睑结膜苍白，巩膜未见黄染，瞳孔等大同圆，对光反射灵敏、外耳道无溢液，乳突区无压痛。心浊音界无扩大，心律齐，心率119次/分。脊柱无畸形，四肢活动自如，无下肢浮肿及静脉曲张。病理反射阴性。

（2）专科查体

腹膨隆，无胃肠型蠕动波，无腹壁静脉曲张。全腹肌紧张，压痛及反跳痛阳性。全腹未扪及包块，肝、脾肋下未及，肝、脾、双肾区无叩击痛，腹部移动性浊音阴性。听诊肠鸣音未见异常。

6. 实验室检查

（1）血常规

WBC：16.68 × 10^9/L，N%：92.0%，RBC：4.27 × 10^{12}/L，Hb：131g/L，PLT：153 × 10^9/L。

（2）尿常规 镜检未见红细胞，隐血试验（++）。

（3）尿 HCG 阴性。

（4）凝血

活化部分凝血活酶时间（APTT）：27.5s

凝血酶原时间（PT）：12.1s

纤维蛋白原含量（FIB）：1.94 g/L

凝血酶时间（TT）：19.3s

PT 国际标准化比值（INR）：1.04

（5）肝肾功、离子

ALT：47U/L，AST：38U/L，总胆红素（TBIL）：20.1μmol/L，直接胆红素（DBIL）：6.9μmol/L，间接胆红素（IBIL）：13.2μmol/L；总蛋白（TP）：47.8g/L，白蛋白（ALB）：32.0g/L；钠：137.2mmol/L，氯：104.1mmol/L，钾：4.1mmol/L，总钙：1.9mmol/L，二氧化碳：22.2mmol/L，余各项均无明显异常。

（6）血清淀粉酶 127U/L。

（7）肝炎检测 阴性。

【初步诊断】

1. 闭合性腹部损伤：脾破裂、肝破裂。

2. 颜面部皮肤擦伤。

【影像检查及目的】

1. 腹部平片

观察脾脏轮廓、形态、大小和位置改变。

2. 腹部 CT 平扫及增强

确定脾损伤的存在及其损伤范围，对脾损伤的诊断具有敏感性、特异性，且能进一步估计损伤程度；还可在扫描范围内观察骨折部位及程度，从而指导临床治疗方案的制定，并预测病人的预后。

3. 腹部超声

观察脾脏大小、形态，有无损伤、出血。

【影像检查及分析】

1. 影像检查

CT 平扫及增强（图 12 − 1 ~ 12 − 4）

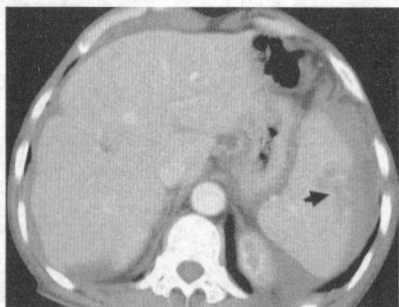

图 12 − 1

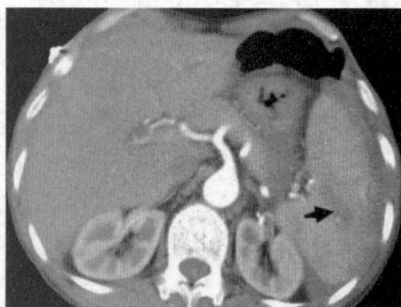

图 12 − 2

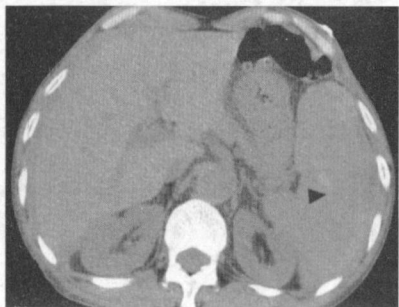

图 12 − 3

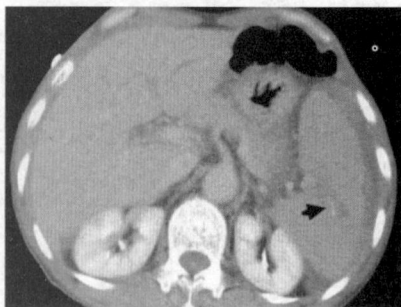

图 12 − 4

2. 阅片

CT：CT 是首选检查。评估脾脏必须在门静脉期进行，因为其在动脉期会出现生理性不均匀强化，从而掩盖或类似损伤（图 12 − 1）。CT 平扫示脾内见不规则片状血肿（黑色箭头）（图 12 - 2 ~ 12 - 4）；增强见血肿强化不明显、而破裂的脾呈不规则片状强化，似"锯齿状"与脾同步强化，脾包膜下见"新月形"积液。

腹部彩超：脾大小形态正常，回声欠均匀，脾周所见考虑脾周包膜下血肿，腹腔少量积液。

3. 影像诊断

脾破裂伴腹腔闭合损伤。

4. 诊断依据

（1）高处坠落后出现腹痛、胸闷、气短。

（2）CT 示脾脏破裂并脾周血肿，腹腔积液。腹部超声示脾周包膜下积血。

5. 鉴别诊断

（1）肝脏破裂 CT 检查肝脏内见不规则线样或分支状低密度影，边缘模糊，肝表面包膜破裂，肝组织裂开甚至错位，肝内可见团块状血肿及肝包膜下弧形血肿。肝内三角区小血管破裂出血，沿着围绕肝门的结缔组织鞘蔓延，伴行淋巴管受损、受压导致梗阻、扩张、水肿或淋巴液外溢。肝周间隙、肝肾间隙积血积液。

（2）胰腺破裂 CT 检查可见线样低密度影，包膜裂开、胰腺组织分离错位，周围血肿；胰液外漏，腹膜刺激征明显。多为复合损伤，多伴有肝脏、脾脏及其他脏器损伤，发生率低，占腹部损伤 1% ~ 2%，出血量较少。

（3）肾脏破裂 肾脏可见线样或分支状低密度影，肾内及包膜下血肿、肾周血肿。粉碎性肾损伤，肾表面中断，血液和/或尿液外溢而呈不规则带状或片状、混杂密度或等密度，增强检查示撕裂的肾组织发生强化。

【病理】

脾脏切除标本：脾脏组织一个，体积 15.5cm × 9cm × 7cm。脾脏表面可见长约 9cm 的破裂口，深约 1cm，上附凝血。

光镜所见：脾脏被膜破裂伴被膜下及间质出血、淤血，红、白髓大致正常。

病理：结合病史及肉眼所见，符合外伤性脾破裂病理改变。

【最终诊断】

闭合性腹部损伤：脾破裂。

【经验总结】

1. 在腹部闭合性损伤中，脾破裂居于首位。脾破裂部位最多见于脾侧膈面，也可发生于脾上极、下极或近脾门处。临床表现与破裂的部位、损伤类型及失血的轻重缓急程度有关。轻者仅表现为左季肋部局部疼痛；重者可出现局部绞痛，腹膜刺激征，甚至出现休克等症状。脾破裂需要及时诊断和抢救，危重患者短时间内可因失血过多而死亡。

2. 脾破裂通常有明显的外伤史，自发性破裂相对少见。多数患者伴有脾大，这是因为脾大患者外伤后引起脾破裂的概率较大，脾实质挫伤出血和血肿又常引起脾大。急性脾外伤可引起迟发性脾破裂，亦可演变为脾动脉瘤，一般发生于伤后2周。

3. CT能确定脾损伤的存在及其损伤范围，具有非常高的敏感性和特异性。脾包膜下血肿表现为似新月形局限性包膜下积血，伴有相应的实质受压变平或呈锯齿状。增强CT显示脾实质强化而血肿不变，形成明显密度差异，对于平扫图上等密度的血肿乃为重要的补充检查手段。脾实质内血肿常呈圆形或卵圆形的等密度或低密度区。单一的脾撕裂在增强的脾实质内看到线样的低密度区，多发性脾撕裂常表现为粉碎性脾，呈多发性低密度区，通常侵及脾包膜，并伴腹腔积血。脾脏不增强的部分，提示损伤或供应脾脏段的动脉栓塞。CT扫描不仅对脾损伤的诊断具有敏感性、特异性，且能进一步估计损伤程度，从而指导临床治疗方案的制定，并预测病人的预后。

病例二

【病例资料】

1. 现病史

患者崔××，女，74岁，2天前跌倒后腹部受伤，伤后左侧腹痛、恶心、呕吐、腹胀，无发热、腹泻、便血。收住我院治疗。

2. 既往史

1994年因胃癌行胃癌根治术。高血压病2年，具体用药不详。否认肝炎、结核、传染病史，否认糖尿病史。否认输血史，否认食物、药物过敏史。预防接种史不详。

3. 个人史

生于本地，久居本地，无吸烟、饮酒史。月经史：初潮14岁，4~5天/28~30天，48岁闭经，月经周期规则，月经量中等，颜色正常。无血块、无痛经。

21 岁结婚，配偶体健。育有 5 个子女，均顺产。

4. 家族史

父母已故，原因不详；兄弟姐妹健在；否认家族遗传病史。

5. 体格检查

（1）一般查体

体温：35.9℃，呼吸：22 次/分，脉搏：70 次/分，血压：95/58mmHg。神志欠清，发育正常，营养正常，睑结膜红润，皮肤无黄染。心率：70 次/分，律齐，未闻及早搏，各瓣膜区听诊未闻及病理性杂音，无异常血管征。双下肢无水肿，余脊柱、四肢未见异常。病理反射阴性。

（2）专科查体

腹壁平坦，未见胃肠型及蠕动波，腹壁静脉无曲张。除切口外全腹无压痛，无反跳痛，无肌紧张。全腹未扪及包块，腹部移动性浊音阴性。肠鸣音弱。

6. 实验室检查

（1）血常规

WBC：17×10^9/L，N%：88.1%，RBC：4.7×10^{12}/L，Hb：133g/L，PLT：117×10^9/L。

（2）尿常规　镜检未见红细胞，隐血试验（－）。

（3）肝肾功、离子

ALT：45U/L，AST：53U/L，总胆红素（TBIL）：13.1μmol/L，直接胆红素（DBIL）：5.7μmol/L，间接胆红素（IBIL）：7.4μmol/L；总蛋白（TP）：62.4g/L，白蛋白（ALB）：37.4 g/L；钾：4.2mmol/L，钠：138.7 mmol/L，氯：103.4mmol/L，胱抑素 C：1.68mg/L，尿素：9.5mmol/L，肌酐：122μmol/L。

（4）肝炎检测　阴性。

【初步诊断】

根据患者目前病情，初步考虑：

1. 脾挫裂伤。

2. 左肾挫裂伤。

3. 肝囊肿。

4. 胃癌术后。

5. 高血压病。

6. 完全性右束支传导阻滞。

【影像检查及目的】

1. 腹部平片

观察脾脏轮廓、形态、密度及脾周情况，左侧季肋部伴有肋骨骨折，对诊断脾破裂有重要价值。

2. 腹部 CT 平扫及增强

CT 扫描不仅对脾损伤的诊断具有敏感性、特异性，且能进一步估计损伤程度，还可在扫描范围内观察骨折部位及程度，从而指导临床治疗方案的制定，并预测病人的预后。

3. 腹部超声

观察脾脏形态及受损情况，明确脾破裂的类型和分期。

【影像检查及分析】

1. 影像检查

CT 平扫及增强（图 12 - 5 ~ 12 - 8）

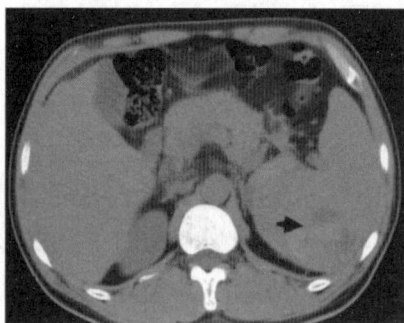

图 12 - 5

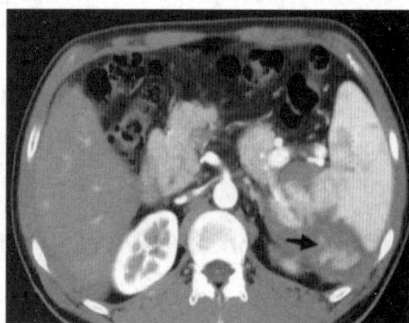

图 12 - 6

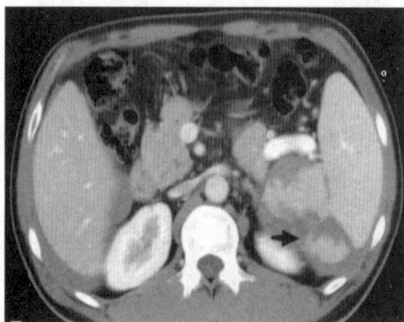

图 12 - 7

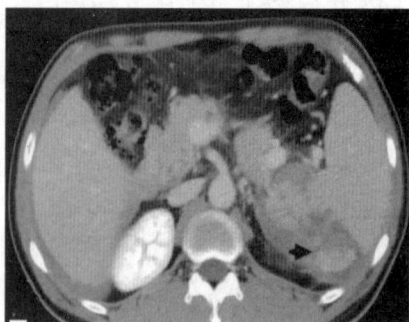

图 12 - 8

2. 阅片

CT：CT 平扫（图 12 - 5）示斑片状高密度血肿（黑色箭头）；CT 增强（图 12 - 6 ~ 12 - 8）示脾脏内密度不均匀，条片状出血灶轻度强化，破裂处呈"锯齿状"，静脉期最为明显（图 12 - 7），脾周包膜下"新月形"血肿，几乎无强化。

腹部彩超：脾挫裂伤；左肾上极挫裂伤并血肿形成；腹腔积液（中量）。

3. 影像诊断

脾破裂并左肾挫裂伤。

4. 诊断依据

（1）患者外伤后左侧腹痛、恶心、呕吐、腹胀。

（2）CT 增强示脾脏内密度不均，静脉期可见不规则线样低密影，脾脏包膜下见弧形稍高密度影、边缘模糊。左肾上极见团块状高密度影、肾周间隙积液。腹腔及盆腔积血。腹部彩超示脾挫裂伤，腹腔积液（中量）。

5. 鉴别诊断

（1）肠系膜血管破裂　肠系膜肿胀、小肠周围见稍高液性密度影，腹腔及盆腔可见积液。

（2）左侧季肋部骨折　明确外伤史，CT 三维重建可明确诊断。

（3）其他病变　急性胃肠炎、心肌梗死、宫外孕、乙状结肠扭转、卵巢囊肿蒂扭转、梅克尔憩室炎、肠伤寒穿孔等，亦需进行临床鉴别。

【病理】

脾脏切除标本：脾脏组织一个，体积 8.5cm × 6cm × 3cm，局部可见破裂口，长约 3.5cm，破口处可见凝血，切面灰红质软。

病理：符合外伤性脾破裂的病理改变。

【最终诊断】

脾破裂。

【经验总结】

1. 左侧腹部直接的创伤可以造成脾损伤，间接的打击亦能造成脾外伤。脾脏与胃壁的紧密结合以及周围韧带的紧密固定限制了脾脏突发的运动，特别是当腹腔内压力剧烈增加时，脾脏的上下极很狭窄，其膈面又弯曲成一个极度凸出的形态，而其底部又过度伸展，致使脾脏极易横断。外伤时，脾内的压力和胃内的压力都会增加，同时脾内贮血的增加又导致其受伤可能性增大。

2.脾表面呈放射状分布的韧带张力的极度变化也会导致脾损伤。这种受伤机制可以解释身体快速减速过程中的脾损伤。直接的外伤，如左上腹部的外伤，在脾外伤的原因中处于次要地位。发生外伤时，在吸气的瞬间，脾脏向尾侧及腹侧移动，从而脱离了周围胸廓的保护，且正处于受力的方向上，左侧肋弓收缩挫伤脾脏。外伤时也经常合并肋骨骨折，肋骨碎片也可直接刺伤脾脏。

3.大多数脾脏裂伤与脾轴相垂直，沿着脾段间的边缘，不易损伤脾门附近的大血管。很少有脾段血管发生损伤，这种横向裂伤一般出血量中度，出血时间也较短。纵向的裂伤跨越了脾段间的界限，往往发生较严重的出血。40%的脾外伤是多发脾裂伤。

4.脾外伤以其损伤程度分类，范围从脾包膜小的裂伤到脾脏的完全断裂。只有1/3的裂伤发生在脾脏凸面，其他外伤往往有脾门的损伤。脾脏凹面的裂伤往往比膈面的裂伤更危险，这是因为脾门处包着厚厚的脾实质和脾血管。

影像与临床整合分析

一、 病因与病理

1.脾破裂病因

（1）开放性腹部损伤：腹部皮肤丧失完整性，腹腔经伤口与外界相沟通。常见锐器伤（刀、剑刺伤）或火器伤（子弹或爆炸弹片）等，锐器穿透腹部伤及脾脏。

（2）闭合性腹部损伤：腹部皮肤完整，腹腔未经伤口与外界相沟通。常见原因：①挤压伤、撞击伤、拳打脚踢伤、坠落伤等累及左季肋部（左下胸）或左上腹部致其损伤；②冲击伤（气浪或水波）或座带综合征等，其形成的冲击外力可传导至脾脏致其损伤。

（3）医源性脾脏损伤：主要由各种腹部手术、内镜检查或其他医疗操作引起。

2. 脾破裂病理

（1）中央破裂 系脏器实质的深部破裂，表浅实质及包膜完好，而在深实质内形成血肿，致肝脾逐渐增大，略可隆起。

（2）包膜下破裂 系包膜下脾实质周边部分破裂，包膜仍完整，致血液积聚于包膜下。

（3）真性破裂 系脾包膜与实质同时破裂，腹腔内大出血。此种破裂最常见，占脾破裂的85%以上。

前两种由于被膜完整，出血量受到限制，故临床表现常不明显，血流动力学改变不明显，但包膜破裂可能随时转为真性破裂，导致大出血。

二、 检查方法

1. 实验室检查。

2. 立位腹部平片。

3. CT 平扫及增强、CTA 成像。

4. 腹部超声。

三、 脾破裂诊断思路

1. 临床表现

有明确的外伤史，临床表现与破裂的部位、损伤类型及失血的轻重缓急程度有关。轻者仅出现季肋部局部疼痛；重者可出现局部绞痛，腹膜刺激征，甚至出现休克等症状。多数患者伴有脾大，脾大患者外伤后引起脾破裂的概率较大，脾实质挫伤出血和血肿又常引起脾大。分为三型：①立即脾破裂：占外伤性脾破裂的80%～90%，即外伤时即刻发生脾脏破裂、腹腔内出血、失血性休克，严重者可因急性大出血而于短期内死亡。②延迟性（迟发性）脾破裂：是外伤性脾破裂的一种特殊类型，约占闭合性脾脏破裂的10%，在外伤和脾破裂、出血之间有48h以上的无症状期。③隐匿性脾脏破裂：脾脏外伤后仅有包膜下出血或轻微裂伤，症状不明显，甚至无明确外伤史可追溯，诊断不易肯定。其在出现贫血、左上腹部肿块、脾脏假性囊肿或破裂、腹腔内大出血等时才被诊断。此类型少见，在闭合性脾脏破裂中发生率不足1%。

2. 影像诊断

（1）腹部 X 线片 脾脏体积增大、外形不光整；胃体右移，脾曲下移，与胃大弯间隙增宽；腹腔游离气体、肠道局部积气；伴发肋骨骨折的影像，对诊断肝脾外伤很有帮助。

（2）腹部CT平扫及增强　腹部CT检查可确定肝脾损伤的存在及其损伤范围，具有非常高的敏感性和特异性。

①包膜下血肿：根据就诊时间不同，表现为沿脾周带状或新月状高、等或低密度影。增强扫描正常脾组织密度明显增高，而血肿区则无改变。

②局限性实质破裂：急性期血肿表现为脾内局限性小片状高密度、较高密度影。碎裂、水肿区表现为不规则低密度影，有时可表现为条状低密度影。脾内血肿的密度随时间推移逐渐降低。

③实质广泛破裂：急性期血肿区表现为脏器内广泛多发小片状或团块状高密度影及周围低密度水肿带。严重者全肝脾碎裂、分离，并可与肝门、脾蒂断离，同时伴有包膜破裂、血腹等。

④腹腔积血：脏器周围新月形稍高密度影是脾破裂引起腹腔内积血的主要CT征象，以膈下肝周多见。由于呼吸运动和肠蠕动，腹腔内血块迅速溶解，CT值逐渐降低，造成肝周密度比正常肝密度相对较低。此征应与肝包膜下血肿鉴别，肝包膜下血肿可见肝内密度不均，半月形低密度影内缘不光整。

⑤脾破裂分级：基于增强CT的分级，是目前应用最广的MDCT分级系统，与AAST分级相似，但包括了对血管损伤的评估。

1级：脾被膜下破裂或被膜及实质内血肿厚度<1cm，实质撕裂深度<1cm。图12-9示脾包膜下血肿（1级）。

2级：脾被膜下或实质内血肿1~3cm，实质撕裂深度1~3cm。图12-10示脾撕裂破裂<3cm（2级）。

3级：脾被膜破裂，被膜下血肿>3cm，实质撕裂深度>3cm，实质内血肿>3cm。图12-11示脾撕裂>3cm（3级）。

4级：活动性脾实质内或被膜下出血，脾血管损伤（假性动脉瘤或动静脉瘘），脾脏粉碎性损伤，腹腔内活动性出血。图12-12示脾动脉破裂出血（4级）。

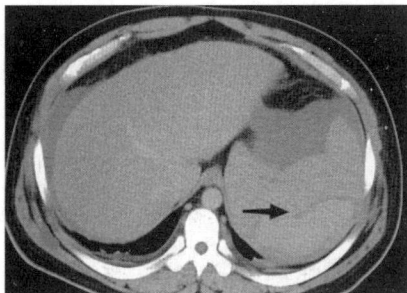

图 12－9

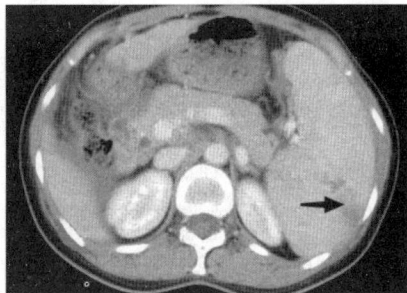

图 12－10

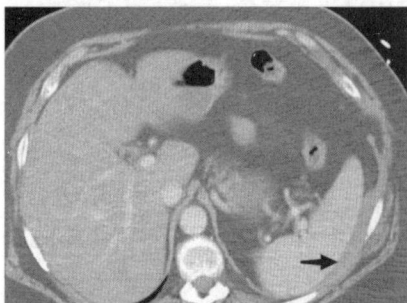

图 12－11

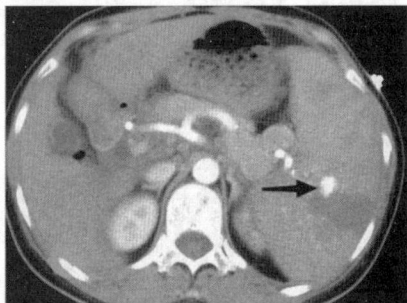

图 12－12

（3）腹部超声

①中央型破裂：正常肝脾实质回声十分均匀，挫伤引起的实质内片状或团块状回声增强或强弱不均，代表新鲜出血或血肿。这种异常回声可发展成局限性无回声区或低回声区（局限性血肿），也可发展成多发小片状低回声区（代表多发性小血肿）。局限性回声增高的新鲜血肿有时表现酷似脾肿瘤，其特点是多样性和易变性，隔日复查常见明显的动态改变，如回声由强变弱，多数含液病变融合扩大等。

②包膜下破裂：多数呈梭形或不规则形无回声区或低回声区，位于包膜下方。血肿通常位于膈面或外侧，使实质受压移位。血肿内可有低回声的团块和沉淀物，代表凝血块和血细胞沉渣。有时尚可见索条状分隔样结构，系机化所致，代表陈旧性血肿。

③真性破裂，包膜连续性中断：常可见实质出现裂口与裂隙，甚至大部分断裂。严重者，失去其正常轮廓。肝脾周围积液征象：周围出现低水平回声或无回声区，适当加压扫查可见积液宽度发生改变。此乃周围血肿表现，为真性破裂的重要间接征象，但非手术指征，需要严密随诊观察。

④腹膜腔游离积液及活动性出血征象：此系真性脾破裂的又一重要的继发性征象，有重要的临床意义。少量出血时，仅在左上腹脾周出现无回声或低回声间

隙，同时在膀胱直肠陷窝或子宫直肠陷窝内有积液征象；大量出血时，膀胱和盆腔无回声区范围增大；无回声区扩大至右侧腹部，肠间隙、肝周围、膈下区皆可见到。急性脾破裂应当动态观察出血量变化，若在最初几小时内出血量明显增多，应提示活动性出血。

图 12-13 示脾包膜模糊不清、实质呈不规则弱回声，脾周见游离暗区及杂乱回声团（真性脾破裂）；图 12-14 示脾局限性肿大、实质内不规则无回声区（中央型脾破裂）；图 12-15、12-16 示脾体积增大并局限性隆起、与实质间见新月形或梭形无回声区并环抱脾实质、脾实质呈受压迹象（脾包膜下血肿）。

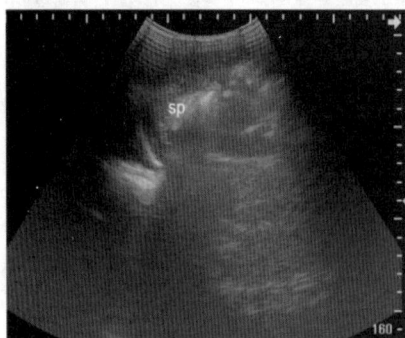

图 12-13

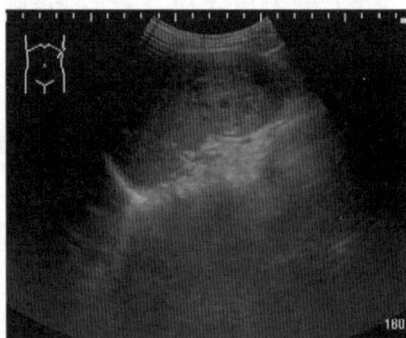

12-14

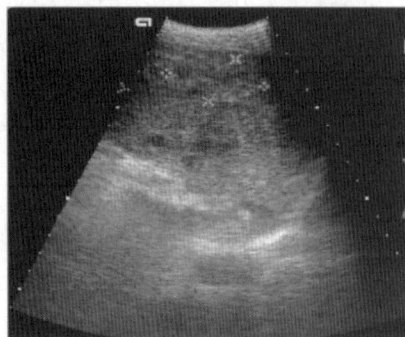

图 12-15

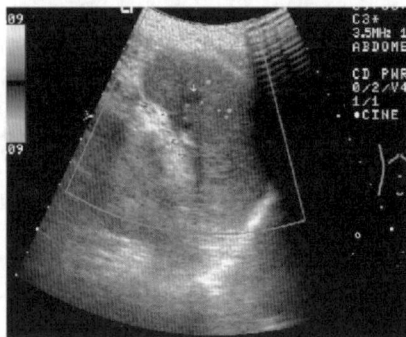

图 12-16

3. 鉴别诊断

（1）胸腔内脏损伤：脾破裂合并胸腔内脏损伤，可涉及心脏、大血管、肺、气管、食管、胸导管等。这些脏器或组织损伤的后果多较严重，如可发生大出血、失血性休克，往往来不及抢救或死于现场；也可发生开放性或张力性气胸、反常呼吸、心包填塞等，导致呼吸、循环功能紊乱或呼吸心搏骤停等，危及生命。病情允许时，酌情选用普通 X 线、B 超、CT 等影像学检查（胸、腹部）以及胸或腹腔镜检查协助诊断。

（2）腹内多脏器损伤：肝破裂在腹部损伤中占15%～20%，肝右叶较左叶多见，肝破裂的致伤因素、病理类型、临床表现都与脾破裂极为相似。但肝破裂后可能有胆汁进入腹腔，因此，腹痛和腹膜刺激征常较脾破裂者更为明显。有时肝破裂后血液通过胆管进入十二指肠，病人出现黑便或呕血。脾脏损伤虽是最常见的腹部实质性脏器损伤，但统计资料表明在腹部外伤中，单独脾破裂仅占30%，合并其他腹腔内脏损伤者并不少见，如胃十二指肠、腹部大血管、肠系膜、大网膜等损伤所致的腹腔内出血，腹膜后脏器或组织损伤所致的腹膜后血肿以及胃肠道等空腔脏器损伤破裂所致的腹膜炎等。

（3）腹膜后血肿：外伤性腹膜后血肿，约50%～60%来自骨盆和脊柱骨折，其次为腹膜后脏器损伤（胰、十二指肠、肾、膀胱）以及肌肉和血管等组织损伤。由于缺乏典型的症状和体征，且常伴其他脏器损伤，其临床征象可被掩盖。B超、CT、MRI可显示伴腹膜后脏器损伤（胰、十二指肠等），选择性血管造影可显示腹膜后主要血管损伤等。

（4）腹膜后大血管（腹主动脉、下腔静脉等）损伤：绝大多数为穿透性损伤所致（图12-17～12-20）。

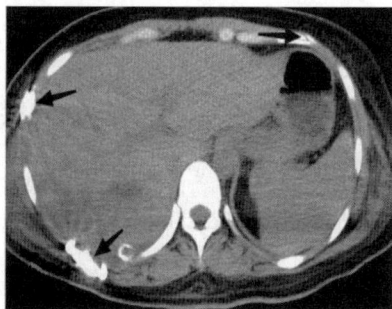

图12-17

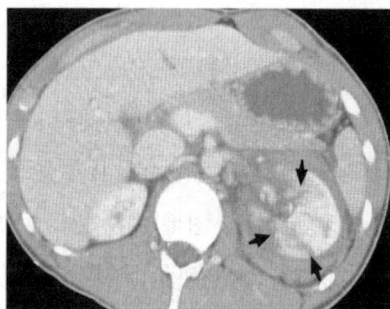

图12-18

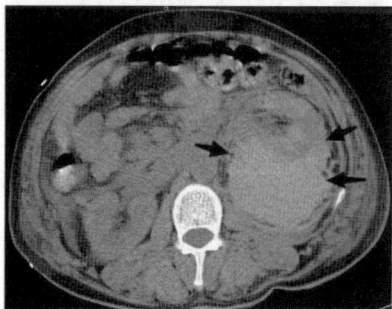

图12-19

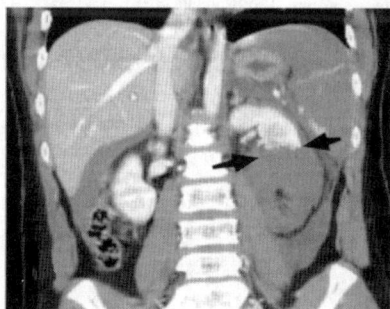

图12-20

图 12 - 17 示肝破裂合并两侧肋骨骨折；图 12 - 18 示左肾破裂并周围血肿；图 12 - 19 示左肾破裂合并肾周后间隙巨大血肿；图 12 - 20 示冠状位左肾破裂合并梗死。

四、 常见误诊原因及体会

1. 诊断急性外伤性脾破裂并不难。迟发性脾破裂，往往因为症状轻微、病人忽视，临床表现不明显，从而易导致漏诊。一旦发生出血，临床情况极为凶险。自发性脾破裂极为罕见，分为特发性和病理性脾破裂，由于认识不足，误诊、漏诊极高。

2. 脾是腹部外伤中常受累及的脏器，绝大多数为闭合性的直接撞击所致。临床表现为腹痛，以左上腹明显，有腹膜刺激征，严重者表现为出血性休克。肝脏是人体内最大的实质性脏器，位于右侧膈下和右季肋里面，受胸廓和膈肌保护，被周围的韧带固定，当受到外来暴力或锐器刺伤时，容易受伤。肝脏是腹部创伤中第二大常见的器官，肝脏损伤是腹部损伤后致死最常见的原因。最常见的肝损伤的原因是腹部闭合性损伤，大多数情况下是继发于机动车事故。严重肝外伤的伤情复杂，并发症多，病死率高。

3. CT 增强作为脾破裂的首选检查，常见征象为脏器实质密度不均匀、包膜下血肿和腹腔积血。CT 平扫对肝脏实质裂口的形态、大小及范围较难显示。增强 CT 扫描，脾实质强化而血肿不强化，使脏器破裂和包膜下血肿更清楚，对等密度血肿更有价值。图像放大技术、薄层扫描、三维重建等技术更利于显示较小和较隐蔽的破裂，也有助于脏器破裂的临床分型。

4. 脾缩小的意义。脾破裂时脾可以肿大，也可缩小。肿大是由于脾内破裂积血、血肿形成。脾缩小是因在大量失血情况下，脾血作为外周血液补充后脾收缩所致，因此脾缩小提示出血量大、病情危重。脾脏缩小的标准：脾厚度 <3cm、宽度 <5cm、长度 <8cm，常以脾门区厚度 <3cm 作为脾缩小的标准。

重点归纳

　　肝脾破裂是常见的外伤性疾病，CT增强作为首选检查，对脾破裂的显示率和诊断率十分重要。①对腹部外伤，临床疑有肝脾破裂者应及时进行CT检查。只要病人情况允许，应同时做增强扫描，以提高破裂的检出率。采用动脉期加平衡期扫描。动脉期可观察动脉分支和走行及血供，对估计预后有益，且对动脉活动性出血也可见造影剂外渗强化；平衡期则可显示撕裂口、血肿或梗死区。②注意腹部合并其他脏器的损伤，如肾挫裂伤、胰腺损伤等。③注意应用CT窗技术、图像放大技术等观察脾及其周围脏器；有条件时可以运用多层螺旋CT的多平面重建（MPR）技术进行重建，有助于肝脾脏损伤的诊断。